# 在宅医療

## たんぽぽ先生の

実践！

# 多職種連携

［著者］

**永井 康徳**
医療法人ゆうの森　理事長

**永吉 裕子**
企画・執筆協力

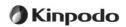

Kinpodo

# 序文

　最近、地域包括ケアシステムや在宅医療を推進するにあたり、「連携」という言葉が多用されていますが、連携は何のために必要なのでしょうか？

　日本の医療は単独職種で「それぞれの技術やパフォーマンスをいかに高めるか」という視点で発展してきました。しかし、単独職種だけで業務を行っていくのがいいのでしょうか？　在宅医療は、治せない病や障がい、老化に向き合っていく医療です。そして、在宅医療のゴールは「看取り」です。患者さんが亡くなるときに、それぞれの専門職にできることは本当に限られます。患者さんが亡くなったときに、これで良かったと納得してもらうためには、多職種の力が必要です。単独職種の専門分野だけで医療やケアを行うのは限界があり、様々な職種で構成されたチームで協力して患者さんやご家族に向き合っていかなければ、納得できる最期は得られないと思います。

　訪問診療や訪問看護、訪問介護など、それぞれの専門職が行っているサービスのどれか一つだけでは、患者さんは安心して療養生活を送れません。なぜなら、その専門職がサービスを行っていない1日の大半の生活と介護が支えられないと、患者さんが満足できる生活が送れないからです。在宅医療は「医療だけをやっていればいい」、「病気だけを診ていればいい」というものではなく、患者さんと介護をするご家族の生活を支えなければなりません。自分が行うサービスだけでは、患者さんの生活や人生は支えられないという「自らの無力さ」を自覚すれば、自ずと他職種の必要性を感じ、多くの職種と連携が始まります。患者さんを取り巻く多職種チームなくして、患者さんの在宅療養は成り立たないのです。他職種、他事業所であっても一つのチームとなり、患者さんとご家族を支えるという意識を持つことがとても

大切です。そのような思いもあって、私自身は在宅医療に「連携」は絶対に必要なものだと強く感じています。さらに質の高いケアを目指すならば、患者の生きがいづくりや家族の支援にも積極的に関わっていただきたいと思います。生きがいや家族の介護、精神的な支えがなければ、患者さんは在宅療養を継続できません。このような一歩踏み込んだ支援にも、ぜひ多職種チームで臨みたいものです。

　そして、在宅医療の多職種連携を進めていくには、多職種での「情報の共有」と「方針の統一」が必要です。例えば、看取りの人に点滴をしない方針でみていくことになったとして、医師や看護師だけでその方針を共有していて、ケアマネジャーやヘルパーが「食べられないのに、点滴もしてもらえないのか？」と発言したら、患者さんもご家族も混乱することでしょう。多職種のチームで皆が同じ方向を見て、同じ方針で関わることが大事になってくると思います。

　在宅医療の質を上げるためには、在宅医療のバージョンアップが必要です。コンピュータソフトのバージョンアップにならって在宅医療の質を段階で表現すると、

Ver.1.0　家に帰りたい人は帰れる
Ver.2.0　多職種連携ができている
Ver.3.0　地域づくりに取り組む
Ver.4.0　文化を変える

　「Ver.1.0」は「家に帰りたい人は帰れる」段階です。私が2000年に在宅医療専門のたんぽぽクリニックを開業した当初は、医師が家に来てくれるのかと周囲に驚かれました。ただ医師が来てくれるだけでありがたいと思われる時代でした。しかし、今では私たちの地域でも在宅専門クリニックや在宅医療を積極的に行う医療機関がたくさんあり、「訪問診療以外に何をしてくれるのか？」という在宅医療の質が問われる時代になりました。

「Ver.2.0」は「多職種連携ができている」という段階です。多くの地域では、このレベルを目指して地域包括ケアシステムの構築を進め、一つの目標となっているはずです。

　「Ver.3.0」は「地域づくりに取り組む」段階です。社会の課題解決のため、医療・介護業界以外の人とつながり、どうやって地域を変えていくのか、コミュニティを再構築するのかが問われます。

　そして、「Ver.4.0」は「文化を変える」段階です。現在、日本では医療業界に限らず、すべての分野で働き方改革が進もうとしています。医療の分野でも「治す医療」から「支える医療」へと大きな転換を図るうえで、新しい医療のあり方やシステムが必要とされています。在宅医療はシステム医療と言われていますが、まさにこれからの新しい医療の形となるでしょう。現在は病院で約8割の方が看取られる時代ですが、多死社会を迎え、住み慣れた場所で看取られる方が増えていくことでしょう。そのときに、死への意識改革や看取りの概念の理解が国民に進んでいけば、看取りの在り方自体が変わってくると思います。看取りの文化を変えるような在宅医療の提供ができればまさに文化や社会も変わってくるのではないかと思うのです。

　患者さんやご家族が「自分らしく生きる」ことを支えるためには、多職種のチームで連携する在宅ケアが大切になると思います。この本が皆さんの地域で多職種のチームが連携して質の高い在宅ケアを提供するきっかけになれば嬉しく思います。

令和2年4月
医療法人ゆうの森　理事長
**永井　康徳**

# CONTENTS

# 第 **1** 章

## なぜ、多職種連携が
## 必要なのか

# 自分の無力さを知ることから、
# 連携は始まる

いきなりですが、質問です。在宅医療に他職種・多職種との連携は必要だと思いますか?

① あまり必要ではない
② ある程度必要である
③ かなり必要である
④ 絶対に必要である

在宅医療に関わったことのない人には、全くイメージが湧かないと思います。しかし、在宅医療に携わっている人なら、④の「絶対に必要である」を選ぶはずです。

それは、自分が訪問診療や訪問看護、訪問介護など、患者さんの在宅療養には欠かせないサービスを行っていたとしても、自分が提供しているサービスだけでは患者さんの療養生活は成り立たないと痛感しているからです。

訪問診療なら約30分、訪問看護でも30分〜1時間、訪問介護でも1〜2時間くらいしか患者さんのもとにはいません。自分の職種だけでは、訪問していない大半の時間を、患者さんとご家族はどのように過ごしているのかを知る方法がないのです。

「自分1人の専門性では、患者さんの在宅療養生活を支えることはできない」。そんな自分の無力さを知ることから、他職種との連携が始まります。

　昨今は、病院でも「チーム医療」という言葉が盛んに使われるようになりました。しかし、多職種との協働であっても、病院と在宅医療では性質も意味も違います。病院では他の職種であっても、同じ病院、同じ組織のスタッフでしょう。そして、患者さんの病気を治療し、早期に回復させることが目的です。しかし、在宅医療の場合だと、医師と看護師ですら、別法人の事業所に所属していることがあります。

　さらに言えば、チームメンバーは看護師や薬剤師、理学療法士や作業療法士といった医療従事者だけに限りません。ケアマネジャーや訪問ヘルパーといった介護職、デイサービスやショートステイなどの施設、福祉用具のレンタルや在宅酸素を供給する事業者、そして民生委員、保健所や福祉課などの行政、地域包括ケアセンターといった地域の機関、時には患者さんの家の大家さんや隣人、友人までもが1つのチームとなって患者さんを見守ることもあるのです。そして、このチームの目的は、「患者さんが自宅で安心して療養生活を続けること」なのです。

〈「Doingの医療」と「Beingの医療」〉

　病院と在宅医療の多職種チームの違いは、病院と在宅の医療の特性の違いと言えます。私は病院医療と在宅医療の特性をそれぞれ、「Doingの医療」、「Beingの医療」という言葉で表現しています。

　「Doingの医療」とは、治し、施す医療のこと。その最たるものが救命救急医療です。患者さんの命を救うために1分1秒を争う現場では、何より治療が優先されます。患者さんの命を守るために、時には医師として冷徹な判断や観察者としての振る舞いが必要で、患者さんの生き方に思いを寄せるよりも先に、治療を優先しなければならない医療です。

　それと対になる「Beingの医療」とは、支え、寄り添う医療のこと。この代表格が在宅医療です。在宅患者さんのほとんどは、治ら

ない病気や障がいを持った人です。病気や障がいを治すことはできませんが、痛みや症状を楽にすることはできます。痛みや症状が楽になったら、患者さんはやりたいことが出てくるもの……。そのやりたいことを実現できるように支援するのが在宅医療なのです。

　また、在宅医療を選択する人の多くは、既に口から食べられないか、近い将来食べられなくなる状態の人です。患者さんの死に向き合い、生き方に寄り添って、どのような選択をしていくのかをご家族と一緒に悩み、寄り添っていく医療でもあります。

　そして、患者さんの自宅で行われる医療、生活の中で行われる医療であるため、医師であっても患者さんの病気を診ているだけでは、療養生活自体が成り立たなくなります。医師といえども、患者さんの生活を支えるという役割があることを忘れてはいけないのです。

〈患者さんの生きがいを重視した支援をしよう〉

　さらに質問です。
　患者さんが満足する在宅療養を送るために次の①～⑩の中から最も必要とされるものを１つだけ選んでください。

① 訪問診療
② 訪問看護
③ 訪問介護
④ 訪問薬剤管理
⑤ 居宅介護支援（ケアマネジャー）
⑥ デイサービス
⑦ ショートステイ
⑧ 訪問リハビリテーション
⑨ 患者さんの生きがい
⑩ 患者さんや介護に対するご家族の理解と介護協力

　これは、ゆうの森の新人研修で、私が必ず新入職員一人一人にする質問ですが、ほとんどの職員が⑨の「患者さんの生きがい」か、⑩の「患者さんや介護に対するご家族の理解と介護協力」を選びます。

　多職種連携をテーマとした私の講演会で同じ質問をしますが、参加している医療・介護の専門職も同じ答えを選びます。

　この答えの意味することは、患者さんが満足する在宅療養を送るためには、1つの専門職が専門性を発揮するだけでは不可能で、「患者さんの生きがい」や「ご家族の理解と介護協力」が何より優先されるということです。

　患者さんが安心し、満足できる在宅療養生活を送ることが多職種チームの目指すところだとするならば、チームの目的は「患者さんの生きがい」や「ご家族の理解と介護協力」を支援することになります。チームのメンバーはまず、このことを理解しなければなりません。やみくもに自分の専門性だけを発揮していると、目的を誤ってしまうことがあるのです。


〈誰のための連携なのか〉

　多職種連携ではありませんが、チームづくりでこんな失敗を経験しました。東日本大震災での災害支援時の話です。私は宮城県気仙沼市で、自宅で療養している重度の褥瘡患者さんを治療するプロジェクトの立ち上げに関わっていました。そのプロジェクトには、全国から多くの在宅医や褥瘡治療の専門家が参加し、被災地の患者さん宅を一軒一軒訪問して治療にあたるという支援でした。在宅医療の特長を活かしたこの支援は当時としては画期的で、マスコミや他の被災地からも注目されるような取り組みでした。

　しかしながら、支援を受けている患者さんからクレームが出たのです。それは「来る人が変わるたびに褥瘡の処置が変わる。ひどいときには、毎回違う人が来て、毎回違うことをして帰る」というもので

した。プロジェクトに参加している医師は、この支援のために自分自身の業務を休み、交通費や宿泊費も自腹で来た、志の高い人たちです。にもかかわらず、なぜこのようなクレームが出たのでしょう。

それは、「自分が持っている最善の医療を患者さんに提供して帰りたい」という専門家のこだわりが強く出てしまい、プロジェクト本来の目的を見失ってしまったからだと思います。確かに「褥瘡を治す」ことがこのプロジェクトの目的ではありますが、一番の目的は「被災者のためになること」です。

誰のための何の活動なのか？　この大前提を見失ってしまうと、専門家の集団は自分の専門性を発揮することだけに終始してしまい、かえって被支援者の迷惑になることさえあるのだと思い知りました。


「チームとして協働するためにも、ケアマネジャーはもっと医療に精通すべきだ」または、「薬剤師も訪問時には患者さんのバイタルを測るようにすべきだ」という話を耳にすることが多くなりました。しかし、「誰のために」ケアマネジャーの医療知識が必要で、薬剤師はバイタルを測るのでしょう。患者さんやご家族からの要望でしょうか？　そうではなく、実は医療従事者と共通言語で話したい、より医療サイドにいたいと考える専門職の願望や、医療従事者の視点でスムーズに物事を進めてほしいという医療従事者側の思いではないでしょうか？

ケアマネジャーは医師や看護師に近づくよりも、患者さんに近づいて患者さんの気持ちや状況をよく理解し、ケアマネジメントのプロとして、患者さんと医療従事者をつなぐ役割のほうが重要だと私は考えています。

また、在宅患者さんの多くは厳しい病状や老衰のため、薬剤を使ってできることは限られています。薬剤さえ投与できない終末期において、薬剤師はどのような関わり方ができるのか……。医療の限界を理解したうえで専門性をどう活かしていくのかは、どの専門

職にも問われることです。

　重要なことは、患者さん本人が満足する療養生活を送ることや、納得のいく最期を迎えることであって、専門職が専門性のみを発揮することではありません。職種や職能にこだわるのではなく、全職種がチームとして一体感を持って、患者さんやご家族をサポートしていくことが在宅医療で求められるチームなのです。

　そして、この質問からもう1つ考えてもらいたいことがあります。それは、「患者さんが満足する在宅療養生活を送るためには、患者さんの生きがいやご家族の理解と協力が大切だ」と考えるのなら、自分が自分のサービスを行う際には、「患者さんの生きがいやご家族に配慮したケアやサポートができているか」と常に自問自答する必要があるということです。「患者さん本人やご家族が満足できているか」という視点を忘れることなく、私たちは関わっていかなければならないのです。

４人１ユニットで、
疲弊なく24時間対応する、たんぽぽ方式

　たんぽぽクリニックでは、医師と看護師がペアで訪問します。夜間や休日の当番も同様で、患者さんからの電話連絡にまず看護師が対応し、看護師で対応できない場合は医師につないで、医師が対応します。当番は、４人以上の医師と４人以上の看護師で担当しています。

　４人で担当すれば、月〜木曜までの平日４日間の夜間当番を週１回担当すれば済みます。週末当番では、金曜の夜間と土・日曜の日中・夜間を１人が担当すると、週末当番は月１回だけになります。現在では、これを応用してたんぽぽクリニックから100km離れたへき地の診療所「たんぽぽ俵津診療所」を運営し、また、土・日曜に主当番・副当番医師体制を構築しています。

　このシステムを「４人１ユニットのたんぽぽ方式」と名付けているのですが、メリットはなんと言っても休日がきちんと取れ、医療従事者の疲弊を防げるということ。オンとオフがはっきりしていることです。たんぽぽクリニックでは、医師も１週間以上の長期休暇を取ることが可能です。医療従事者の疲弊を防ぐことで、24時間しっかりと対応できる高品質の在宅医療の提供が可能となります。

　私は開業当初から複数体制で当番を組もうと考えていましたが、それには理由があります。開業以前に所長を務めていた「明浜町国民健康保険俵津診療所（現・たんぽぽ俵津診療所）」でも訪問診療を行い、地域で亡くなる方のほぼ３分の１を自宅で看取っていました。しかし、後任の所長は、往診をしない方針の医師だったため、その地域での自宅看取りが０人になり、地域の人は終末期には町外の病院に入院しなければなりませんでした。自分がいくら理想とする医療を地域に提供しても、自分がいなくなった途端になくなるのなら意味がない。そこで、もし自分がいなくなっても、質の高い在宅医療が提供できるような仕組みを作ろうと決心したのです。

　開業当時は医師１人、看護師１人、事務員２人の小さなクリニックで、思い描いたような仕組みになるまでに５年かかりました。

 医療者が疲弊しないシステムの構築が大切！

第**2**章

多職種連携
リアルストーリー

## 多職種チームで想いをつなぐ
### ～障がいを持つ姉弟、
###     末期がんの姉とともに弟をどう支えるか～

　「乳がん末期と考えられる患者さんがいるのですが、受診を拒否されています。女性医師に訪問診療で、診てもらうことは可能でしょうか」。

　こんな連絡が市内の急性期病院からたんぽぽクリニックに入ったのは、3月末日のことでした。

　その患者さんは、石川ヒロコさん（仮名）59歳。弟さんと2人で市内のアパートに暮らしています。ただ、ヒロコさんには軽度の知的障がいがあり、弟さんは統合失調症を患っていました。2人の両親は既に他界し、隣の市に住む唯一の親族とは疎遠のまま、障がいと病気を抱えた姉弟は2人きりで生きてきたのです。2人の日常生活をサポートするためにヒロコさんには障害者支援のヘルパーが週2回、弟さんには精神科の訪問看護が2週に1回関わっていました。

　「ヒロコさんは、もしかしたら乳がんなのでは？」と気づいたのはヒロコさんを支援するヘルパーで、病院から紹介を受ける1週間前のことでした。胸からの滲出液で衣服が汚れていたことに気づいたヘルパーが相談員に報告、障害者支援相談員（障害福祉分野でのケアマネジャー的存在）が近医を受診させて、そこから総合病院へと紹介されました。しかし、担当が男性医師だったためにヒロコさんは受診を拒否したのです。さらに「針生検は怖い」とパニックになってしまい、採血以外の検査はできませんでした。

　医師は、詳細な検査を行えなかったものの、乳腺の悪性腫瘍であることは、ほぼ間違いないと考えました。ただ、診断がつかないと治療が行えないため、検査を受けるようにヒロコさんを説得したのですが、ヒロコさんは治療を希望されず、痛みの緩和と傷の処置だ

けを希望されたのです。

　今後の病気の進行を考えると、適切な医療を受け続ける必要があ
りますが、ヒロコさん自身は通院すら拒否されています。悩んだ末
に医師や相談員は、在宅医療につなごうと考えました。通院は嫌か
もしれないけれど、女性医師が自宅に来るなら受診してくれるかも
しれない。そして、近い将来訪れるはずの看取りまでフォローして
もらえるだろうと考えたのです。そして、女性医師による訪問診療
が始まりました。

〈どうすれば信頼関係を築けるのか〉

　4月上旬。ヒロコさん宅に、たんぽぽクリニックの女性の在宅医
と看護師が初めて訪れました。同様に今回から新しく加わるA事業
所の訪問看護師2人も同席しています。スタッフが女性だけだった
ので、ヒロコさんは創部を見せてくれました。5日前に近医で処置
を受けて以来、交換していなかったガーゼは滲出液でカチカチに固
まり、看護師が3人がかりでなんとかガーゼ交換を行いました。創
部である右乳房には20cm大の腫瘍があり、自壊して血液や滲出液
が滲んでいるような状態でした。

　「なんででしょうか……、大丈夫でしょうか……、助けて……」。

　これは、ヒロコさんがよく口にしていた言葉として、関わったス
タッフが一番印象に残っているものです。

　ヒロコさんの知的障がいは軽度で、普通の会話は理解しますが、
とても不安が強く、一度説明を受けて納得しても、後から何度も同
じ質問をして確認しないと安心できない性分でした。そのため、自
分の病気についても、本を読んで知識を得ていました。

実はヒロコさんは、１年前の春頃から、胸のしこりには気づいていたのです。しこりには気づいていたけれども、人には言えませんでした。その後、血や膿みが出てきて、秋には痛みも出て、うずくようになりました。冬には痛みのために外出もできなくなりましたが、毎週のように通っていた大好きな作業所には送迎車があるので、なんとか行くことができました。それなのに、病気の影響かはわかりませんが、送迎車に酔うようになってしまい、作業所にも行けなくなったのです。

　ヒロコさんは、自分の病気や今後について次のように話しました。

　ずっと我慢していました。なかなか言えませんでした。私が入院したら、弟が１人になってしまうから心配です。本を見て、乳がんのことをいろいろ調べました。出血すると書いてあって、自分も出血しているし……。母が乳がんで手術をしたけれど、自分も乳がんになるとは思っていませんでした。

　病院に行くのは怖い……。
　痛みがあるのでやりたいことができない……。
　やろうと思っても不安でできない……。
　買い物にも行きたい、外に出て作業所にも行きたい……。
　お風呂にも入りたい……。でも、怖い。不安でできない……。

〈多職種チームで患者さんに向き合う〉

　ヒロコさんを多職種でどのように支援していけばいいのか、訪問診療が開始されて２週間がたった頃に１回目のサービス担当者会議が開催されました。患者さん本人が病状を十分に理解できず、介護者がいないばかりか、病気の弟さんのサポートも必要です。ヒロコさんに関わる多職種チームは状況が変わるたびにミーティングを開

き、課題解決の方法を探りました。ヒロコさんが亡くなるまでの4カ月間に開催された4回のミーティングを紹介しながら、在宅医療における多職種連携の実際の様子を紹介したいと思います。

## 1回目のサービス担当者会議開催（4月中旬）

ヒロコさん姉弟と没交渉だった親族に連絡を取り、参加してもらいました。

### 〈参加者〉

ヒロコさんの親族：1人
たんぽぽクリニック：医師2人、看護師1人、社会福祉士1人
A事業所訪問看護ステーション：2人
B調剤薬局薬剤師：1人
C事業所の障害者支援相談員：1人
D事業所の訪問ヘルパー事業所：2人

開催場所/たんぽぽクリニック

### 〈構成メンバー選定の理由〉

　以前から関わっていた専門職（障害者支援相談員と訪問ヘルパー）と今回から関わり始めた専門職（医師・薬剤師・訪問看護師）という定期訪問をする専門職のほかに、社会福祉士が参加。

　たんぽぽクリニックでは、社会福祉士は在宅医療導入時の説明や事務的な手続きのため必ず関わりますが、経済・生活環境・虐待などの課題があれば社会福祉的支援を行います。また、定期訪問など直接的な関わりがなくても、社会福祉的支援が必要と思われるケースにはカンファレンスへの参加を要請し、意見を求めます。今回のケースでは、社会福祉士は、障害支援専門員、そして疎遠であった親族との連絡窓口となり、親族にも定期的に連絡をしていました。経済的支援、生活環境の調整、入退院時の支援方法など、ヒロコさんの病状に応じて、それぞれに密に連絡を取りながら調整に当たりました。

### ＜話し合われた課題＞

- 検査ができていないので、病状や程度、予後については予測困難
- ヒロコさんは、病状理解ができているのか？

- 治らない病気だと思っているのか？
- 状態が悪くなって、本人の意思が確認できないときはどうするのか？　どこで看取るのか？

**＜出された方針＞**
① ITツール（グループウェア）を利用して、本人の気持ちや関わり方の情報をこまめに共有する
② ヒロコさんの状況を見ながら、今後の本人の意思を確認していく


訪問スケジュール

月曜：ヘルパー、看護
火曜：診療
水曜：ヘルパー、看護、薬剤師
木曜：看護
金曜：診療、薬剤師
土曜：ヘルパー、看護（希望があれば）
日曜：看護（希望があれば）


**多職種連携のポイント**

　本人との信頼関係が構築できない状態のまま、支援の方向性が見えず、多職種のチームで集まり知恵を出し合いました。このようなケースでは、多職種で集まることが大切です。自分が知らない情報を得るだけでなく、各専門職と患者さんとの関係性がわかり、思わぬ人が患者さんと強い信頼関係を作っていたとわかることもあります。今回のケースでは、患者さんと強い信頼関係を作っている専門職を中心に、患者さんとの関わりを広げていくきっかけを得ることになります。

　話し合ったことをそれぞれの事業所で記録を残しておくと、今後のケアや会議でも活かせます。

　このヒロコさんのケースでは、本人の病状理解が不明で、どのように病気のことを告知し、本人にとって最善の療養や最期を確認していくかが大きな課題となり、再度多職種のチームで確認したのでした。

〈楽なように〉

　不安の強いヒロコさんを1人にする時間をできるだけなくそう！といずれかの職種が毎日のように訪問し、夜18時には訪問看護師が、夜20時には薬剤師が電話をかけて、ヒロコさんの不安な気持ちに寄り添うようにしました。

　痛みをとるために医療用麻薬が2種類処方されたのですが、ヒロコさんが初めてそれらを口にしたのはスタッフが引き払った夜間でした。服薬したものの、気持ちが悪くなって吐いてしまい、それ以降、医療用麻薬を飲むことを嫌がりました。しかし、医療用麻薬で痛みを抑えない限り、服を着替えることはもちろん、日常生活も送れないのです。多職種スタッフは、薬を飲む気になったヒロコさんを褒めたり、なだめたり……。そして、「吐き気止めの薬も一緒に飲むから、少し我慢すれば吐き気は治るよ。薬が効けば痛みがなくなって、着替えや入浴が楽になり、外出もできるようになるよ」と説明して、なんとか飲んでもらおうと努力しました。ヒロコさんに安心して薬を飲んでもらえるように、誰かスタッフがいるときに服薬してもらい、痛みが軽減してから入浴や着替えをして効果を実感してもらいました。その甲斐あって、なんとか服薬できるようになり、痛みがうまくコントロールされ、ヒロコさんの念願だった作業所や買い物にも出かけることができたのです。

　次は、ヒロコさんの病状を正確に把握するために検査を受けてもらうことです。日々のやりとりの中で信頼関係を築きながら、「CT検査を受けてみない？」と話すようにしていたところ、その気になってくれたのです。そして、4月下旬に受けたCT検査により、乳房だけでなく、肺にも肝臓にも転移していることがわかりました。

　この検査結果を受けて、2回目のサービス担当者会議を開きました。

## ２回目のサービス担当者会議（CT検査結果を受けて）５月上旬

〈参加者〉

たんぽぽクリニック：医師２人、看護師１人、社会福祉士１人

Ａ事業所訪問看護ステーション：１人

Ｂ調剤薬局薬剤師：１人

Ｃ事業所の障害者支援相談員：１人


開催場所/たんぽぽクリニック


〈話し合われた課題と方針〉

①受診結果をヒロコさんは知りたくないと言っている。相談員かヘルパーに代わりに聞いてほしいと希望している

　　→ 伝えるメリットとデメリットなら、デメリットのほうが大きいのではないか？

　　→本人には、乳がんでありそうだと伝えるも転移については伝えないでおこう

②ヒロコさんの不安にどう対応するか

　　→ 抗不安薬を処方する

　　→ 夜間に不安が強いので、19時30分からヘルパーに入ってもらう

　　→ 今のヘルパー事業所で対応が難しい場合は、介護保険のヘルパー事業所を利用する

　　→ １人でいる時間が短くなるよう、訪問時間や電話の時間を調整する

③今後のサポート体制について

　　→ 自宅での療養が難しくなったら、たんぽぽクリニックの病床に入院する

　　→ ヒロコさんは人見知りをするので、お試し入院で少しずつ慣れてもらう

　　→ 入院のタイミングとしては、食べられなくなったとき、トイレに行けなくなったとき、ベッドが必要になったときが考えられる

④弟さんのケア

　　→ 弟さんもヒロコさんのヘルパーに慣れているので、ヒロコさんが入院となった場合は、ヒロコさんのヘルパーが弟さんを支援できるように準備を進めておく

**多職種連携のポイント**

　告知は難しい問題ですが、本人の「知りたくないという意思表示」をどう捉えるかでも、アプローチは変わってくるでしょう。病状を知りたくないという人はごくわずかですが、一定の割合でいます。そのことを理解したうえで、最終的にどのような療養を受け、最期を迎えるかを考えるとき、患者さん自身がずっと生き続けられるわけではなく、限られた命であることを理解することは、「どう生きるか」を考える前提として大切なことです。本ケースの主治医は、この時点で告知や予後について患者さんに踏み込んで話すことができませんでしたが、もし踏み込めていたら展開は変わっていたかもしれないと私は思っています。

　それからしばらくは今まで通りに過ごしていたヒロコさんでしたが、右腕の浮腫が目立つようになりました。浮腫の改善に訪問看護でマッサージもしていましたが、マッサージ師に一度施術してもらいたい、若い女性のマッサージ師がいるなら……というヒロコさんの要望があり、女性マッサージ師がお試しで入ったところ、大変気に入ったようでした。しかし、浮腫では医療保険の適用にならないため、1回4,000円の実費がかかるということで、導入を躊躇してしまいました。

　そして、外出して買い物がしたいというヒロコさんの希望を叶えようと、ショッピングモールへの外出を計画したところ、前日になって「行けない」と言われたのです。

### 〈やりたいように〉

　「行きたいけど、行けない…。1週間前なら行けたけど、今は行けない……。足が動かない、準備が大変……。本当は行きたいんだけど、行けない……」。ヒロコさんから繰り返し言われました。

その頃より、食事がとれなくなり、メロンやスイカ、イチゴなど食べられそうなものを、ヒロコさんが一番頼りにし、姉のように慕っている薬剤師のTさんにリクエストするようになりました。少しでも食べられるなら……とTさんはお願いされたフルーツや寿司を訪問のたびに持参していました。

しかし、それから程なくして食事摂取量が著しく低下したため、たんぽぽクリニックの病床に入院することになりました。

その頃の気持ちをヒロコさんは、こんなふうにスタッフに伝えていました。

「毎日、夜になると不安になります」、「右腕の腫れは、左腕のように細くなるのでしょうか……」、「最近、喉が渇くのはどうしてでしょうか」、「胸のところから出血するのはどうしてでしょうか」、「病気のことは怖いので、聞きたくありません」。

入院に際し、ヒロコさんの不安を少しでも和らげるため、ヒロコさんと面識のあるたんぽぽクリニックの職員がクリニックの車で自宅まで迎えに行きました。ヒロコさんが安心して家を出られるよう、馴染みのヘルパーが入院の準備をして見送りました。そして、ヒロコさんと一緒にTさんも訪問看護師も車に乗り込んでたんぽぽクリニックの病床へと向かったのです。

入院中は、病院の食事を3食しっかり食べられ、時々薬剤師のTさんが病室を訪れては、ヒロコさんを車椅子に乗せて外出し、近所のコンビニエンスストアやファストファッションの店へ連れ出していました。そのような入院生活で、ヒロコさんはみるみる回復、たんぽぽクリニックの病床に慣れるという目的も十分果たせました。

退院前にカンファレンスも行っています。

## 3回目のサービス担当者会議、退院前カンファレンス（6月末）

〈参加者〉

ヒロコさんの親族：1人

たんぽぽクリニック：医師2人、看護師1人、社会福祉士1人、理学療法士1人

A事業所訪問看護ステーション：2人

B調剤薬局薬剤師：1人

C事業所の障害者支援相談員：1人

開催場所/たんぽぽクリニック

〈話し合われた課題と方針〉

①身体状況について

● 医療用麻薬を適度に使えるようになり、痛みのコントロールはできている

● 病気のことは、転移については本人に「検査では詳しくわからなかった」と伝えている

②退院後の自宅での生活について

● 食事摂取量低下のため入院したが、病院の食事は完食していた

　→ 自宅では食べたいものが食べられていないのではないか？

　→ 食事が準備できるよう、サービスを調整する必要がある

③外出支援について

● 入院中の外出がきっかけで、外出したいという希望がある

　→ 希望を伺いながら、近所のコンビニへのお出かけ計画を立てる

④今後の方針について

● 4月の時点では予後は3カ月と言われていたが、今は状態が安定しており、もうしばらくこの状態が続くと思われる

● A事業所の人員が減るため、たんぽぽクリニックの訪問看護ステーション（コスモス）が2カ所目のステーションとして入るようになる

● ヒロコさんが病床を気に入っているので、今後は月に1週間ほど入院しながら在宅生活を続けていく

● 親族が管理をしていた預金があり、ヒロコさんと弟のお金なので、本人たちのために使いたいとのこと

　→ ヒロコさんからスタッフにお願いされる差し入れの費用については、ヒロコさんの気持ちを考慮し、本人には内緒で親族が支払うことで了承される

→ 親族からは、マッサージやヘルパーの実費分を支払うので、本人たちのやりたいようにしてほしいと要望あり
● 弟さんはもともと一人暮らしの経験があるため、週数回の訪問で見守りをすることで継続できそう

### 多職種連携のポイント

　介護力がない家庭なので、一時的な入院の選択肢も有効であると考えました。弟さんは介護ができず、むしろ介護が必要な状態で、ヒロコさんも不安が強かったため、入院で安心してもらえることがわかりました。在宅療養だけでなく、入院やショートステイなどいろいろな引き出しを持っておくことも、在宅医療の質を高めるために重要です。


　退院して自宅に戻ったヒロコさんは、念願のコンビニでの買い物にも出かけました。外出支援のため、新たに理学療法士も関わるようになりました。階段を自力で降りられなくなっていたヒロコさんを理学療法士が抱えて1階まで移動し、車椅子に乗って出かけたのです。

　ヒロコさんの自宅で「女子会」と称して、マッサージ師を中心に女性のスタッフが集まり、みんなでケーキを食べたことがヒロコさんにとってはとても楽しい時間だったらしく「また来てください、2回目もぜひやりましょう」と目を輝かせていました。

　計画通り、看取りを見据えて、入院環境に慣れてもらうために、2度目のお試し入院をしたのは、7月下旬のこと。入院中も薬剤師のT先生や在宅で関わっていたたんぽぽクリニックのスタッフに車椅子を押してもらって、コインランドリーに行ったり、買い物へ行ったりして、楽しく過ごしていました。

　そして8月上旬に退院。しかし、自宅に戻ってから数日後、ヒロコさんは急に立てなくなったのです。トイレの中でうずくまってい

たヒロコさんを発見したヘルパーが、在宅医に連絡。医師が往診に行ったところ、意識ははっきりしているのですが、声が小さく、動きも緩慢でした。医師が病床への入院を提案したところ、ヒロコさんも希望されたため、急遽入院となったのです。ヘルパーは服を着替えさせ、入院の準備をし、連絡を受けた相談員は介護タクシーをすぐに手配しました。

〈後悔しないように〉

　入院から2日後、ヒロコさんの親族にも参加してもらい、ヒロコさんの病状や予後告知が行われました。

　この話し合いから1週間後、ヒロコさんはお亡くなりになりました。

## 4回目のサービス担当者会議、入院から2日後（8月中旬）

〈参加者〉
ヒロコさんの親族：2人
たんぽぽクリニック：医師2人、看護師2人、社会福祉士1人
訪問看護ステーションコスモス：1人
A事業所訪問看護ステーション：1人
A事業所訪問介護：1人
B調剤薬局薬剤師：1人
C事業所の障害者支援相談員：1人

開催場所/たんぽぽクリニック

〈話し合われた課題と方針〉
①入院の経過と現状について
●10日前に退院したところだが、前回の入院中と比べると状態が悪化している
●いつ何が起こってもおかしくない状態

- 予後は数週間から数日といったところ
- 退院は難しく、今はこのままできるだけ本人が楽になることを優先
  - →親族は納得され、「このまま病床で看取ってください」と言われる
②弟さんの今後について
- 今回の入院で、弟さんの体調も悪化している
- ヘルパーがすぐに入れるように段取りする
- 入院中の面会は、障害者支援相談員から弟さんに声かけをする
③ヒロコさんと親族の面会
- 病室を訪れた２人の親族に対して、少し驚くも、いろいろ話される
- ヒロコさんは「また、親族の家に行きたい」とも言われる

**多職種連携のポイント**

　　ヒロコさんは、最期は病棟で亡くなられました。しかし、できる限り住み慣れた自宅でたくさんの多職種のスタッフに手厚くみてもらうことができ、入院してもその在宅のスタッフとの連続した関わりが持てました。そして、ヒロコさんの亡くなった後の弟さんのケアにも配慮することができました。


　　それまでの間、ヒロコさんのベッドサイドには、在宅で関わったスタッフが訪れたり、ヒロコさんが行っていた作業所の所長がお見舞いに来てくれたり、姉のように慕っていた薬剤師のＴさんもたびたび訪れていました。

　　いよいよというときにＴさんはヒロコさんの弟さんに連絡しましたが、「行けない」との返事でした。しかし弟さんは「姉は皆さんにみてもらえて、本当によかった」と話されていたそうです。Ｔさんが意識の薄れたヒロコさんに「弟さんに連絡したよ」と伝えると、ヒロコさんは涙を流されました。

　　そして、Ｔさんと在宅で関わっていたスタッフに見守られながら、穏やかに旅立たれたのでした。

**医師不信に陥った患者さんやご家族と信頼関係を築く方法**

　良好な人間関係は信頼に基づくものですが、医師は患者さんとの人間関係の中で、信頼の構築よりも、診療行為を優先してしまいがちです。それが患者さんとの人間関係をこじらせる原因になるのです。患者さんに対しては「Doing」（施す）ではなく、「Being」（寄り添う）であるべきなのです。

　医師や看護師などの医療従事者に不信感を抱いている患者さんやご家族と信頼関係を築くために私が実践している3つのポイントを紹介します。

**①患者さんのご家族に「自分の味方」だと思ってもらう**

　医師や看護師に不信感を持っている患者さんやご家族の多くは、認識しないまでも「医師や看護師は、自分たちの敵だ」と思っているようです。今までの医療従事者との関わりの中で、不信感を抱くような何かがあったのでしょう。まずは、不信感を持った理由など、話をとことん聞くことに尽きます。否定することなく話をとことん聞く姿勢に、「この人たちは自分の気持ちを理解しようとしてくれる人だ」と思って心を許してくれます。

　医師でなくても、初診前の事前説明時に患者さんやご家族の心の内を、スタッフが傾聴するのでも構いません。そして、その情報は多職種や職員間で共有し、同じ過ちをしないための対応策を話し合っておきましょう。

**②患者さんに、自分の生活を制限するのではなく、一番つらいことを何とかしてくれる人だと認識してもらう**

　患者さんは在宅医療にたどり着くまでに、大変な治療に耐え、つらい思いをしてきています。まずはそのことに思いを馳せ、「今、一番つらいことは何か」を言葉にしてもらいしっかり聞き出しましょう。それを解決するための方策を提示して、即実行するのです。自分がつらいと思っていることをなんとかしてくれる人は、信頼できると思ってくれるはずです。

**③相手の目を常に見ながら、相手の反応に合わせて言い方や態度などを変え、柔軟に対応する**

　本当に伝えたいこと、理解してもらいたいことがあるならば、これは基本のコミュニケーション技術です。「自分が思った通りにうまいこと言いくるめて、逃げ切ろう」と保身に走るのではなく、相手の反応に合わせて自分の話す内容や態度も柔軟に変えて患者さんと向き合うこと。その柔軟性が大切です。

楽なように、やりたいように、後悔しないように

　退院前カンファレンス時、患者さんに「自宅に戻って、何かしたいことはありますか？」と伺うと、「こんなにしんどいのに、やりたいことなんてない」とほとんどの方が言われます。そこで、「病気や老化は治せませんが、痛みは薬で取り除けますから、とにかく楽にします」と約束し、身体が楽になることをとことん追求します。緩和ケアは、病院以上に在宅医療でも行えるのです。そして、痛みがなくなり楽になった患者さんに再度尋ねると、今度は「病気が治ったら」となるのですが、今まで十分に告知をされていないからでしょう。告知をして、患者さん自身が、病気が治らないことや死に向き合うと、やりたいことが必ず出てくるのです。終末期の患者さんで「やりたいこと」を口にされないのは、体に痛みがあるか、自分の死に向き合っていないからだと私は考えています。

　「やりたいこと」が出てきたら、多職種チームで支援します。最後にやっておきたいこと、行きたいところ、ご家族との思い出作り、残された仕事の仕上げなど、患者さんがやりたいことを「やりたいように」、多職種のチームで実現させるのです。大切なのは、「後悔しないこと」。患者さんがやりたいことを実現できれば、患者さん自身も満足でき、ご家族も家に連れて帰って良かったと思えます。患者さんがやりたいように過ごした最後の日々は、今後、ご家族の心の支えになることでしょう。

　「どれだけ献身的に介護をしても、後悔がないなんてことはない」とも言われます。だからこそ、主治医は考えられるすべての選択肢を患者さんとご家族に提示し、最善の選択ができるように患者さんとご家族の想いを最優先にしながら、一緒に考えることが大切です。あとからご家族が後悔したときに「あれだけ一緒に悩んで出した答えだったのですから、これで正解だったんですよ」と慰められるのは一緒に悩み寄り添った支援者だけです。

　「楽なように、やりたいように、後悔しないように」は、「患者さんが亡くなっても、納得できる死」を迎えるために大切なことなのです。

 これは、ゆうの森で一番大切にしているモットーです

第**3**章

---

# 多職種連携には『方針の統一と情報の共有』が欠かせない

## 多職種連携とは、
## 「情報の共有と方針の統一」がされていること

　1人の患者さんに医師や看護師をはじめとするいくつかの医療・介護・福祉の専門職が関わることは、病院であろうと在宅医療であろうと、珍しいことではありません。例えば、軽症な外来の患者さんにですら、少なくとも医師と看護師、調剤薬局の薬剤師が1人の患者さんに関わります。それも多職種連携と言えるでしょうか？言えるのかもしれませんが、私は多職種連携とは思いません。

　多職種連携とは、分野の違う専門職が1つの"チーム"となって患者さんに関わることだと私は考えています。第2章で紹介したヒロコさんのケース（p.10）でもおわかりいただけたと思いますが、チームになるためには、チーム内の情報の共有と方針の統一が不可欠なのです。

　情報の共有方法については、今の時代ですから、ITツールもあれば、電話やファックスといった手段もあります。たんぽぽクリニックも法人内はITツールを用いた情報共有システムを構築していますが、法人外の事業所とは電話やファックスが主な手段です。患者さんの容態が急変し、サービスの変更や福祉用具の追加が必要と思ったときは、患者さん宅で担当ケアマネジャーや訪問看護師に電話をかけて相談したり、指示を出したりしています。

　便利なITツールで瞬時に他事業所間で情報共有ができなくても、多職種カンファレンスを頻繁に開催できなくても、多職種連携には情報の共有と方針の統一が必要なのだと理解していれば、手段は関係ありません。

　とはいえ、患者さんのどんな情報を共有すればよいのか、また方針をどのように統一していくのかには、ちょっとしたコツがあります。この章では、たんぽぽクリニックで実践している情報共有と方針の統一のノウハウをご紹介したいと思います。

## 患者さんにとって最善のケアプランを
## いつも考えていますか？
### 〜『５つの呪文』があれば、患者さんが利用できる
### 在宅サービスが丸わかり！〜

〈『５つの呪文』を活用しよう！〉

　関わっている患者さん一人一人にとっての、最善のケアプランを考えたことがありますか？　「ケアプランを考えるのはケアマネジャーの仕事だから、（ケアマネジャーでない）自分は考えたこともない」というのであれば、残念ながら第１章で述べた「専門分野の仕事しかしない専門職」と言わざるを得ません。

　在宅医療は患者さんの生活の中で行われる医療ですし、在宅介護は患者さんの生活そのものを支える介護です。患者さんの生活を俯瞰し、その中で自分が担当している部分を認識したうえで、自分の視点から見える課題を患者さんの生活に引き戻して原因や解決法を探らなければなりません。

　「今の毎日は、この人にとって最善なのだろうか、ケアプランを何か変更したら、もっとこの人の人生や生活が良くなるということはないのだろうか」ということを患者さんと関わる中で常に考えていたいものです。

　しかし、「ケアプランを考えられるようになりたい！」と思っても、それこそ、ケアマネジャーではないので、どのような在宅サービスがあって、何回使えるのかわからないと思われたことでしょう。そこで、患者さんが利用できる在宅サービスが丸わかりになる呪文、『５つの呪文』をここで解説します。

　『５つの呪文』とは、患者さんの、

第3章

多職種連携には「方針の統一」と情報の共有」が欠かせない／患者さんにとって最善のケアプランをいつも考えていますか？〜『５つの呪文』があれば、患者さんが利用できる在宅サービスが丸わかり！〜

① 年齢
② 主病名
③ ADL（日常生活動作）
④ 医療処置
⑤ 居住場所

という5つの項目を知ることで、訪問診療や訪問看護が利用できる回数や、介護保険サービスが使えるか、医療費の自己負担割合や医療費助成制度の利用の可否などを明確にするものです。面白いほど明確になるので、覚えやすいように『5つの呪文』と名付けました。

　新規患者さんのカンファレンスなどで、患者さんの状況を説明する際もこの5つの項目を最初に伝えると、患者さんが利用できるサービスをもとにケアプランが考えられるようになります。


### 〈① 年齢〉からわかること
● 介護保険の要介護認定は受けられるか
● 医療保険の自己負担割合を確認する

### 〈② 主病名〉からわかること
● 特掲診療料の施設基準等別表第7に掲げる疾病等（別表第7）に該当するか
● 指定難病に該当するか
● 介護保険において第2号被保険者の場合は、介護保険の給付対象か

### 〈③ ADL（日常生活動作）〉からわかること
● 在宅医療の適応か
● 身体障害者手帳を持っているか
● 重度心身障害者医療の対象となるか

### 〈④ 医療処置〉からわかること
● 特掲診療料の施設基準等別表第8に掲げる状態等（別表第8）に該当するか

### 〈⑤ 居住場所〉からわかること
● 住んでいる場所によって、在宅医療を受けられる条件が変わること等

では、各項目から何がわかるのか、見ていきましょう。

※『5つの呪文』の詳細な条件については、付録（p.147）を参照してください。

例えば、新規患者さんに次のような方がいたとします。

**症例紹介**

　自宅で療養を始めた男性患者さんのヒロシさん、52歳。ヒロシさんは膵臓がんの術後ですが、肝臓や腹膜に転移し、余命は6カ月と病院の主治医から言われています。お手洗いにはなんとか自分で行けていますが、入浴には介助が必要です。食事は家族とかろうじて同じものを、少量ですが食べられています。ヒロシさんの妻は正社員として会社に勤務していて月曜から金曜の平日の日中は不在です。19歳の長女は県外の大学に通い、16歳の高校生の次女は同居しています。市内にはヒロシさんの両親が住んでいて、ともに80歳代ですが健康に特段の問題はないとのことです。ヒロシさんは、できるだけ住み慣れた自宅で過ごしたいと希望しています。

　どのようなケアプランを立てればヒロシさんが自宅で安心して療養できるのかを考えようにも、まずヒロシさんがどのような在宅サービスをどれくらい利用できるか知らなければ、プランの立てようもありませんね。

　では、ここで『5つの呪文』を使ってみましょう。

〈① 年齢〉
52歳
● 医療保険の自己負担割合は3割
　→ 医療機関からの請求が高額になるということを頭に入れておこう

第
3
章

多職種連携には「方針の統一」と情報の共有」が欠かせない／患者さんにとって最善のケアプランをいつも考えていますか？ ～『5つの呪文』があれば、患者さんが利用できる在宅サービスが丸わかり！～

● 介護保険の第 2 号被保険者

40 歳以上 64 歳未満で介護保険料を払っている人は、介護保険の第 2 号被保険者に該当する

→ 第 2 号被保険者が介護保険を利用できる特定疾患に該当すれば要介護認定申請ができ、介護保険サービスが使える可能性がある

→「末期の悪性腫瘍」は特定疾病に該当するため、介護保険の要介護認定申請ができる

## 〈② 主病名〉

膵臓がん術後、転移（予後 6 カ月）

● 特掲診療料の施設基準等別表第 7 に掲げる疾病等（別表第 7）に該当

→ 訪問診療が週 4 回以上訪問可能なほか、訪問看護が医療保険からの給付になるうえ、『週 3 回まで 1 日 1 回、1 カ所の訪問看護ステーションのみ利用可』という医療保険の訪問看護利用原則が適応されない

## 〈③ ADL（日常生活動作）〉

入浴のみ介助必要

● 独歩での通院は困難と思われるため、在宅医療の適応あり

## 〈④ 医療処置〉

今のところ、特になし

● 特掲診療料の施設基準等別表第 8 に掲げる状態等（別表第 8）には該当しない

→ 別表 8 に該当する際のメリットが利用できない（90 分を超える長時間訪問看護など）

## 〈⑤ 居住場所〉

自宅

● 在宅医療・介護保険サービスが利用できる


〈課題をケアするプランを考える〉

　ヒロシさんの生活の課題は、平日の日中はご家族が不在であること、朝食や昼食のこと、入浴の介助が必要であることだとわかります（図 1）。

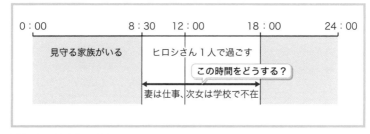

**図1　ヒロシさんの1日**

　ならば、訪問診療や訪問看護を頻繁に入れて1人の時間の不安を解消したり、日中はデイサービスを利用して入浴もそこで済ますというプランも考えられます。平日の訪問診療が身体のチェックだけでなく、日中1人で過ごすヒロシさんの不安や孤独を解消する目的があるとわかっていると、訪問時に気遣うことも違ってくるはずです。

　また、ヒロシさんとご家族の介護負担を考え、小規模多機能型居宅介護※や看護小規模多機能型居宅介護※を利用するのも一案でしょう。平日は施設で過ごし、ご家族のいる週末は家で過ごすというプランも考えられます。

　ヒロシさんに関わるすべての専門職が、ケアプランの内容や目的を理解していると、訪問したときのヒロシさんの様子から、「今のケアプランが最善なのか？」と考えることができます。利用できる在宅サービスをわかったうえで実現可能な最善のプランをシミュレーションすることも可能でしょう。多職種が常にこの問題意識を持って関わっていると急変時にも、同じ方向性やスピード感を持って対応できるのです。

※小規模多機能型居宅介護、看護小規模多機能型居宅介護
　「通い（日中の一時預かり）」、「訪問（訪問介護）」、「泊まり（短期入所施設のようなもの）」の3つの機能を持つのが小規模多機能型居宅介護。そこに訪問看護の機能もあるのが看護小規模多機能型居宅介護です。
　在宅療養に欠かせない3つのサービスを同じ事業所が対応するため、情報共有もしやすく、顔なじみのスタッフがいるため利用者も安心して利用できます。小規模多機能型居宅介護は認知症患者によく利用されますが、医療処置が必要な利用者の場合は訪問看護も可能な看護小規模多機能型居宅介護を利用することが多いようです。

第3章

多職種連携には『方針の統一』と情報の共有』が欠かせない／患者さんにとって最善のケアプランをいつも考えていますか？　～「5つの呪文」があれば、患者さんが利用できる在宅サービスが丸わかり！～

# 情報の共有と方針の統一には、
# 『理念』の共有が不可欠
## ～全職員が毎朝集まって話し合うから、可能になる
##   ことがある～

〈連携の肝は「情報の共有」と「方針の統一」〉

　「情報の共有と方針の統一」は、多職種連携、チームづくりには絶対欠かせないものだと私は考えています。今の時代のことですから、情報の共有はスマートフォンでも使えるITツールで、方針の統一もITツールで伝えたり、話し合ったりすることが可能かもしれません。便利な世の中ではありますが、「情報を共有したにもかかわらず、伝わっていない」とか、「統一したはずの方針」の認識がずれていてトラブルになったということはないでしょうか。

　たんぽぽクリニックで以前あったことです。当院では終末期に点滴はできるだけしないことにしています。終末期の点滴による悪循環で、患者さん本人が望んでいた穏やかな最期が迎えられなくなるからです。このことを患者さんやご家族に話し、納得してもらい、そして多職種間でも方針として伝えたはずなのに、他法人の訪問看護ステーションの看護師から「食べられないのに、なぜ点滴をしないのですか？」と非難する連絡がくることがたまにありました。

　「情報の共有と方針の統一」。文字にすると「チームであるなら、当たり前のこと」なので、理解も得られやすく、実行も容易に思われるでしょう。しかし、「言葉だけのやりとり」では、うまく機能しないのです。機能させるには、言葉の奥にある思いや方針、いわゆる理念というものも共有している必要があるということを何度となく経験してきました。そのため、ゆうの森では、朝の全体ミーティングで「情報の共有と方針の統一」だけでなく、「理念の共有（浸透）」も図ってきたのです。

ゆうの森では、毎朝8時30分から9時までの30分間、朝の全体ミーティングが開かれます。このミーティングには、電話番の事務1人と病床の手を外せないスタッフ以外は、医師・看護師などの医療スタッフから、ケアマネジャー、管理栄養士、事務職、調理師に至るまで、全職種の職員が集まります。たんぽぽクリニック本院から100km離れた過疎地の町にあるたんぽぽ俵津診療所とも、Web会議システムでつないで俵津診療所の職員も全員参加します。この朝の全体ミーティングは、ゆうの森の要です。情報の共有と方針の統一は、主にこの場で行われているのです。

〈理念が浸透すると強いチームになる〉

　他のクリニックからよく質問を受けるのが、「10人も常勤医がいると、治療方針の違いなどで、他の医師が担当する患者さんは診られないという問題は起きないのですか?」というものです。ありがたいことに、たんぽぽクリニックではそのようなことは起こっていません。

　たんぽぽクリニックには、10人の常勤医がいますが、月曜から金曜の平日夜の当番は、5人の医師が担当し、残りの5人は曜日代わりで本院から100km離れたたんぽぽ俵津診療所に早朝から出かけて、翌日早朝までそこで勤務します。

　俵津診療所であれば外来診療も、月曜はA医師、火曜はB医師と曜日で医師が変わりますが、患者さんは連日で受診することもあります。昨日の医師と今日の医師が違う場合、患者さんは不安なはずです。その不安を解消するために、朝のミーティングでしっかり話し合うのです。

　前日の外来診療で治療上の相談や申し送りが必要な患者さんがいた場合、前日の担当医がWeb会議越しに本日の担当医に前日の様子を伝え、今後の方針についても話し合って決定します。俵津診療所ができた当初は、この方針の統一もスムーズにいかなかったもので

した。患者さんを思う気持ちは同じでも、それぞれに専門分野も違うためか、こだわる部分が違っていたからかもしれません。

　それは、たんぽぽクリニック本院の在宅患者さんの場合も同じでしたが、朝のミーティングで話し合いを積み重ねるうちに理念が浸透されていきました。
　たんぽぽクリニックでは、予後が厳しい患者さんは「重要看取り体制一覧」という表にリストアップする仕組みがあります。「要注意」から始まり、「月単位」、「週単位」、「日単位」というステータスで表示されます（予後予測については p.116 参照）。これは、患者さんに残された時間を意識して、患者さんやご家族が、後悔のないように手厚いケアをするよう注意喚起のために作りました。このリストに挙がってきた患者さんへの告知や輸液量、ご家族へ看取りの心構えをしていただくための冊子「看取りのパンフレット」を渡したのかどうか……といったことを毎日確認しています。
　ここでは、「患者さんに十分な告知がされていないため、まだ医療用麻薬の使用ができず、痛みが続いている」といったシビアな問題が報告されることが多々あります。そのとき、医師を中心に多職種も交えて、「なぜ告知がされないのか」、「どのような言葉を使えば、患者さんに伝えられ、限られた命に向き合ってもらえるのか」といったことが話し合われます。そして、今後の方針についても議論が重ねられるのです。

〈ミーティングを重ねることで生まれるもの〉

　開院以来、朝のミーティングを20年近く積み重ね、議論の末の治療方針が臨床の場で何をもたらしたか、安らかな旅立ちとなったのか、残されたご家族が大切な人の死に納得できたのかという話し合いを何百、何千と経験してきました。このようなことを通して、新規患者さんや、既存患者さんが急変した際には、どう対応したらい

いのか大きな方向性は定まってきたように思います。大きな方向性の中で、個々の患者さんにとっての最善は何かという深い議論がされるようになってきたのです。

このミーティングに参加する誰もが、話し合いから方針の決定までの過程を経験していきます。毎日参加していれば、医療職以外のスタッフも「このクリニックでは、こういう考え方で患者さんを支え、診ていくのだ」ということが染み込んでいくのでしょう。それを象徴するように、入院患者さんの思い出の食べ物を出して喜んでもらおうという企画が、調理師から出てきたこともありました。

そして、このミーティングは、地域の多職種に開かれつつあります。連携している全く別法人の調剤薬局が参加してくれるようになり、今では３社の調剤薬局が曜日替わりで出席しています。

そうはいっても、他事業所間でこのようなミーティングを定期的に開催するのは困難です。そこで、たんぽぽクリニックでは小さな研修会を定期的に開催するようにしました。この研修会を通して、「情報の共有と方針の統一」の際に必要となる「言葉の奥にある理念」を分かち合っていくのです。講師はたんぽぽクリニックの医師やスタッフだったり、連携先のスタッフだったりします。テーマは看取りや小児医療、症例検討など、そのときどきで違い、特に決めていませんが、グループワークを主体にしてお互いの考えを知り合うことを大切にしています。付き合いの多い連携先だけに参加を呼びかけるのではなく、特に連携を始めたばかりの事業所にはお願いして参加してもらっています。

以前は、地域の多職種連携を進めるために、県外から有名な講師を招き、会場も借りて参加者が100名を超えるような「大きな研修会」を企画していました。会が大きいと準備が大変で、どうがんばっても１年に１、２回の開催になります。しかし、たんぽぽクリニックを会場にして参加者も絞った「小さな研修会」であれば、月１回の開催も不可能ではなく、話し合いをコンスタントに積み重ねてい

くことができるのです。

　コミュニケーションを図るための道具は便利になってきましたが、お互いに面と向かって話し合うこと、話し合いを重ねることが相互理解には一番良いと私は信じています。


〈朝のミーティングでチェックする8項目〉

　毎日のことだけに、ミーティングは放っておけばルーティン化して、議論すら起こりません。そのため、私は毎朝の全体ミーティングでは8つの項目を常にチェックしています。

　ミーティングは報告の場であるだけでなく、自分たちがどのような方向に向かおうとしているのかを確認する場でもあります。それぞれ違う意見が出るのは当然のことと受け止め、異なる意見が出たときには、とことん議論して方針を統一していくことが大切です。


① 患者本位のマネジメントを行っているか？
　→自分たちの業務や都合を優先していないか？
② 家族だけでなく本人の気持ちは尊重されているか？
③ 患者が制度面で不利益になっていないか？
　→『5つの呪文』(p.147)を活用して、利用できるサービスを確認しよう
④ 患者の不安は解消できているか？
⑤ 患者に満足のいく医療を提供できているか？
→「楽なように、やりたいように、後悔しないように」(p.24)の実践
⑥ 情報の共有と方針の統一はできているか？
⑦ 多職種の専門性を活用した連携はできているか？
⑧ 避けられない死に向き合っているか？

# 第4章

## 多職種連携の
## 基礎知識

## 患者さんの希望を叶える多職種チームに
## なるために

　在宅医療の多職種チームは患者さんの数だけ存在します。チームメンバーは、病院の多職種チームのように同じ法人や団体に属する人間ではなく、事業所や法人も違えば、報酬の出どころも医療保険だったり介護保険だったりと異なります。多様なバックグラウンドを持つ専門職が1つのチームとして機能するためには、チームの目的と各スタッフの役割が明確であることが必要です。

　そのため、本章では各専門職の単なる仕事内容の紹介ではなく、たんぽぽクリニックで培った何千例の多職種連携の実践から『チーム内での専門職それぞれの役割』について紹介します。ですから、一般的な専門職の業務説明からすると内容が十分でなかったり、偏っていたりすると思いますが、そこは「視点が違うからだ」ということをまずご理解いただき、読み進めていただければと思います。

### 〈患者さんに「やりたいこと」を聞くのは可哀想？〉

　在宅医療における多職種チームの大きな目的は「患者さんが安心して自宅で療養生活が送れること」です。しかし、たんぽぽクリニックでは、さらに上の「自宅に帰ってきて本当によかった」と患者さんとそのご家族に思ってもらえることを目指しています。そのために実践しているのが、「患者さんの希望を叶えること」ですが、それには多職種チームの力が欠かせないのです。

　そのことを何度も経験しているゆうの森の主任ケアマネジャーと研修医との間にこんなやりとりがありました。

主任ケアマネジャー：

　　　　先生、○○さん（終末期の患者さんです）を担当されてい

ますが、○○さんがやりたいことを尋ねましたか？

研修医：いいえ……。可哀想で尋ねることができませんでした。

主任ケアマネジャー：

　　　　可哀想??

研修医：だって、聞いたって叶えてあげられないのに、聞くだけ可
　　　　哀想じゃないですか。

主任ケアマネジャー：

　　　　でも、聞かないと、○○さんがやりたいことがわからない
　　　　ままですよ。○○さんの希望を聞いて、自分ではできない
　　　　と思ったら、多職種チームの力を信じて、投げかけてみる
　　　　んですよ。チームのAさんに言ってみてAさんがダメな
　　　　ら、Bさんに。Bさんがダメでも、Cさんなら、叶える方法
　　　　を思いつくかもしれないんです。なのに、可哀想だからと
　　　　いって聞かないでいたら、希望を叶える機会すらつくれな
　　　　いんですよ。

　この主任ケアマネジャーの言う通りです。40代という若さで、が
んの末期状態となった男性患者さんを例にしてお話しします。この
男性のやりたいことは、ご家族とよく行っていた近所の公園でもう
一度桜を見ることでした。でも、医師から告げられている余命では
絶対に無理なことだったのです。この希望を聞いた研修医は叶えら
れそうにもないと考え、実現を諦めていました。しかし、多職種
チームの作業療法士が、男性は写真や動画を撮影したり、鑑賞した
りするのも好きだということを聞きつけ、「それならば、美しい風景
の動画を鑑賞する時間を作ろう！」と提案したのです。好きなこと
は、人を元気にするのでしょう。リハビリの一環として、男性は作
業療法士とともに風景動画を鑑賞するうちに、みるみると生気が
蘇ってきたのです（第5章末期がんのケースで紹介、p.76）。

　それまでは他の介護サービスが関わることを嫌がっていたのです
が、積極的にサービスを導入するようになり、スタッフたちとも打

ち解けるようになりました。そしてついに、希望を実現したのです。男性は春まで持ちこたえ、ご家族と公園に出かけて満開の桜の下で家族写真を撮ることができたのでした。

　自分1人の力であれば、「叶えられそうにないから、聞かないほうがいい」と思い詰めてしまうかもしれません。しかし、「一見不可能な希望であっても、どうすれば希望に近いことを叶えられるだろう？」と考えられる多職種チームがあるならば、自分1人で抱えこまずにチームに問いかければいいのです。それが在宅医療における、多職種連携の強みです。

　在宅医療や介護の世界には、多種多様な専門職だけでなく、多様な機能を持つ施設や事業所があります。多職種チームの一員として担える役割を知り、新しい視点からチームを編成していただければと願っています。それでは、もう1つ例を挙げます。


〈患者さんを想う気持ちのリレーが届けた「晩秋の桃」〉

　サユリさん（仮名）は49歳、ご主人と8歳の息子さん、そして実父母の5人暮らし。サユリさんはがんの末期で、余命のことや、新年を迎えられないことをご本人もご家族も知っていて、だからこそ、残された時間を息子さんのために使いたいと考えていました。

　私たちは、息子さんのためにサユリさんができることをいろいろと提案しました。家族みんなの手形を取って記念の絵を描くこと、母親がいない初めてのクリスマスになるであろう、今年のクリスマス用のメッセージカードや息子さんの誕生日をお祝いするメッセージカード、そして、来年迎える2分の1成人式へ贈る音声メッセージなどです。サユリさんはこれらを、訪問看護の時間に作業療法士や看護師の手を借りながら作っていました。さらにはご主人とご両親に協力してもらい、息子さんが20歳を迎えるとき開封するタイムカプセルも庭に埋めました。

　サユリさんは、自身が一番つらい思いをされているにもかかわら

ず、訪問をする私たちにも大変気を配ってくださり、いつも感謝の言葉を口にされていました。

そんなサユリさんがある日「無性に桃が食べたい」と言われたのです。11月中旬のことで、入手は困難でした。残された時間と体力を息子さんのために使おうとがんばっているサユリさんが、自分が食べたいものをリクエストされたのです。ご家族だけでなく、私たちもなんとかその望みを叶えたいと思いました。

そこで、医療スタッフは事務スタッフに相談しました。朝の全体ミーティングを通して、サユリさんのことはみんなが知っていましたし、事務スタッフも彼女の役に立ちたいと思っていたのです。

事務スタッフは、インターネットで「クリスマスピーチ」と呼ばれる冬桃を見つけるも、発売が12月初旬だったために電話をかけ直談判しました。最初は断られたのですが、それでもなお、なぜ今その桃が欲しいのか、どんな人が食べたいと言っているのかを涙ながらに伝えたのです。すると「農家さんに事情を話し、出荷可能なものを集めてみます」と言われ、数日後に桃が到着。医療スタッフが喜んでサユリさんに持って行ったのでした。患者さんを思う医療スタッフの気持ちが事務スタッフを動かし、その事務スタッフの気持ちがお店と農家の方を動かしたのです。

医療スタッフが医療のことだけを行っていたら、サユリさんのもとに桃は届かなかったでしょう。質の高いケアをするためには、専門知識だけでなく、人としての感性や思いやりの気持ちが必要になるのです。それらが他の職種の人たちに作用して、より質の高いケアへとつながっていくのだと思います。

サユリさんはクリスマスピーチが届いた10日ほど後に、ご自宅で旅立ちました。冬が近づくと、サユリさんとご家族のこと、そして顔も知らぬ人のためにひと肌脱いでくれた農家さんやお店の方の心意気を思い出します。

作画：こしのりょう

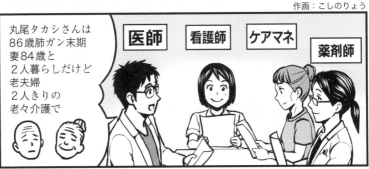

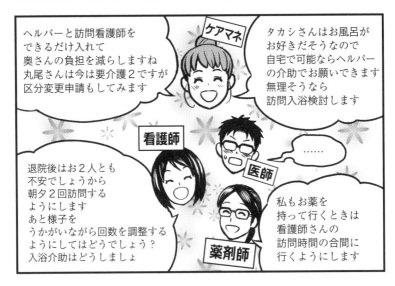

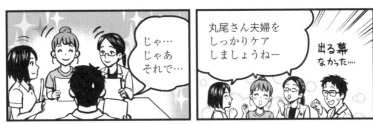

## ● 介護支援専門員（ケアマネジャー）

〈こんな仕事をする人〉

　介護保険サービスを利用するためには、「介護サービス計画（ケアプラン）」が必要です。利用者や家族自らが作成することもできますが、ほとんどの場合は介護支援専門員が作成します。「介護支援専門員」が正式名称ですが、「ケアマネジャー」や「ケアマネ」のほうが一般的です。

　利用者（患者）や家族から、どのような生活を送りたいか、またどのようなことに困っているかなどをヒアリングし、介護保険サービスなどを利用して希望の実現や課題解決を図ります。利用者・家族にとっては人生の伴走者であり、今後の人生設計を一緒に考えてくれる人でもあります。

　利用者の抱える課題を見極め、必要なサービスを提案して、各事業者へ連絡調整も行うため、ケアマネジャーは多職種連携の要、指揮官的存在とも言えるでしょう。

　利用者に関する様々な情報はすべて、ケアマネのもとに集まるといっても過言ではありません。集まった情報をもとにケアプランを変更するなどの対応策を考えたり、各事業者に連絡をとったり調整を行ったりします。入院・退院、その他諸々のことが起こったら、まずはケアマネジャーに連絡・相談をしましょう。

　また患者の来歴や家族歴、病歴などの情報も持っているので、新規患者は初診前にケアマネジャーから情報を収集しておくことをおすすめします。

　なおケアマネジャーの資格取得要件には、医師や看護師、理学療法士や社会福祉士、介護福祉士などの医療・介護・福祉系の国家資格を持ち、かつ5年以上の業務経験というものがあります。医療・介護・福祉のそれぞれ専門職の視点をベースに利用者をサポートしています。

## Q どこにいる？

　特別養護老人ホーム、介護老人保健施設、グループホーム（認知症対応型共同生活介護）、小規模多機能型居宅介護事業所、看護小規模多機能型居宅介護事業所といった施設にもケアマネジャーはいますが、自宅で療養する患者を担当するのは、地域包括支援センターや居宅介護支援事業所に所属するケアマネジャーです。

　地域包括支援センターでは要支援1、2の人を、居宅介護支援事業所では要介護1以上の人を担当します。

〈たんぽぽ先生の連携ポイント〉

　患者さんの状態が悪化して、訪問看護の導入などケアプランの変更が必要、または介護ベッドなどの福祉用具の変更が必要だと思ったら、その場でケアマネジャーに連絡を入れています。患者さんの状態に変化があったら、訪問看護師とケアマネジャーには直接連絡しましょう。

　いつでも連絡ができるように、カルテにはケアマネジャーの氏名や事業所名、連絡先を必ず記載しています。

## ● 訪問看護師

〈こんな仕事をする人〉

　患者（利用者）の自宅を訪れて、療養上必要なお世話や診療補助を行う看護職（看護師・准看護師・保健師・助産師）です。健康状態のチェック、点滴注射、褥瘡・創傷処置などの医療的支援、栄養管理や排泄管理、入浴介助などの清潔ケアなどの生活支援などが、主治医の指示に沿って行われます。

　訪問看護師は、患者の療養生活全般を支えてくれる心強い存在です。

また、「医師には言えないが、看護師さんには言える」という患者もいます。医師と患者、家族の間に立って、お互いの言い分をうまく伝えてくれる調整役にもなってくれます。

そして、在宅医療で看護師に最も頼りたいのは、家族ケアです。在宅医療や家での看取りは、家族にとっては日々の生活の中に介護と看取りがあるということ。一緒に過ごせる喜びや安心感とともに、家族は介護疲れや不安、時には不満などのストレスと背中合わせです。そんな家族に寄り添い、労りながらも、医療従事者として家族の健康状態にまで気を配れるのは看護職ならではでしょう。

### Ｑ どんな人が利用できるか？

訪問看護が必要と主治医が認めた患者。通院困難な患者に限りません。利用するには、主治医による訪問看護指示書が必要です。

### Ｑ どこが行うのか？

#### 訪問看護ステーション

訪問看護を行う事業所で、事業者は株式会社や有限会社、NPO法人などの法人格を持っています。開設には都道府県知事または指定都市・中核市の市長の指定を受けなければなりません。保険医療機関ではありませんが、訪問看護には各種保険や公費が適用されます。

理学療法士・作業療法士・言語聴覚士・ケアマネジャー・管理栄養士のいる訪問看護ステーションもあります。

#### 医療機関

病院や診療所に所属する看護師が訪問看護を行うこともあります。

## Ｑ 公的保険から給付される？

### 介護保険から給付

要支援・要介護認定を受けている人は、介護保険から給付されます。

### 医療保険から給付

要支援・要介護認定を受けていない人は、医療保険から給付されます。

または、要介護認定を受けていても、特掲診療料の施設基準等別表第7に掲げる疾病等（別表第7）、訪問看護指示期間に該当する場合は医療保険からの訪問看護になります。

公費などで医療費が助成されている患者の場合、訪問看護費も助成されます。

〈たんぽぽ先生の連携ポイント〉

- 私は、医療保険の訪問看護（医療保険から給付される訪問看護）の利用が、在宅医療の鍵だと考えています。医療保険の訪問看護は、「1日1回のみで週3日までの利用、関われる訪問看護ステーションは1事業所のみ」という原則がありますが、重症患者さんの場合はその原則が適用されないというルールがあります。末期がんや筋萎縮性側索硬化症など「別表第7」に該当する患者さんや点滴など特定の医療処置が必要な「別表第8」に該当する患者さんの場合、そして特別訪問看護指示期間は、医療保険の訪問看護の原則が適用されません。

- 訪問看護の保険給付は介護保険が優先されますが、「別表第7」と「特別訪問看護指示期間」は医療保険が優先されます。手厚い看護が必要な期間や疾病の患者さんには、訪問看護を医療保険給付にすることで、介護保険の利用限度額を介護系のサービスに充てることができます。このように医療保険の訪問看護を活用することで、手厚い看護が可能なうえに介護負担も軽減できるようになるため、在宅医療の鍵だと考えているのです。医療保険給付の訪問看護を多く行っている訪問看護ステーションは、それだけ重症患者さんを看護しているということでもあり、レベルが高いと言えるでしょう。
  訪問看護利用に関しては図2のチャートで確認できます。

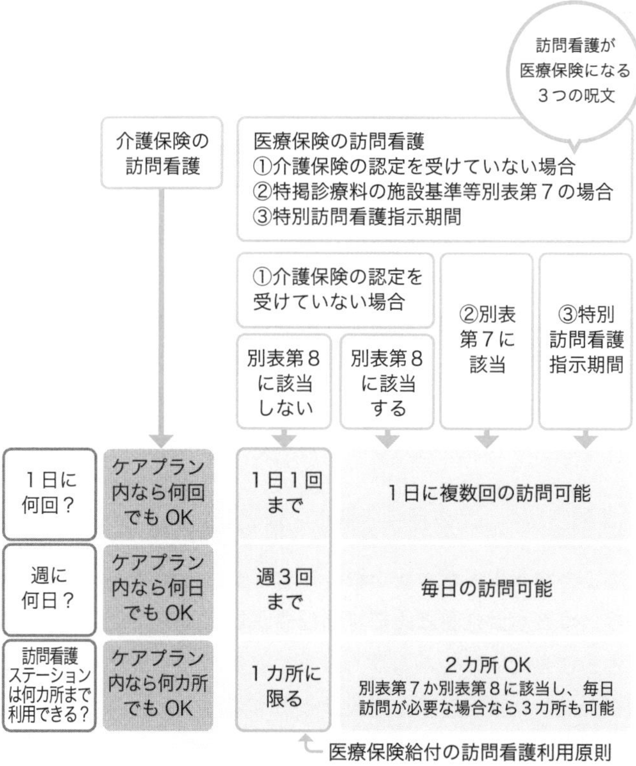

訪問看護が
医療保険になる
3つの呪文

| 介護保険の<br>訪問看護 | 医療保険の訪問看護<br>①介護保険の認定を受けていない場合<br>②特掲診療料の施設基準等別表第7の場合<br>③特別訪問看護指示期間 | | | |
|---|---|---|---|---|
| | ①介護保険の認定を<br>受けていない場合 | | ②別表<br>第7に<br>該当 | ③特別<br>訪問看護<br>指示期間 |
| | 別表第8<br>に該当<br>しない | 別表第8<br>に該当<br>する | | |

| | | 別表第8<br>に該当<br>しない | 別表第8<br>に該当<br>する | | |
|---|---|---|---|---|---|
| 1日に<br>何回？ | ケアプラン<br>内なら何回<br>でもOK | 1日1回<br>まで | 1日に複数回の訪問可能 | | |
| 週に<br>何日？ | ケアプラン<br>内なら何日<br>でもOK | 週3回<br>まで | 毎日の訪問可能 | | |
| 訪問看護<br>ステーション<br>は何カ所まで<br>利用できる？ | ケアプラン<br>内なら何カ所<br>でもOK | 1カ所に<br>限る | 2カ所OK<br>別表第7か別表第8に該当し、毎日<br>訪問が必要な場合なら3カ所も可能 | | |

医療保険給付の訪問看護利用原則

**図2 訪問看護利用チャート**
別表第7はp.148、別表第8はp.151をご参照ください

## ❯ 薬剤師

〈こんな仕事をする人〉

処方薬の相談などもできる薬剤師は、医師にとっては心強いパートナーです。在宅医療では、処方薬を薬局で受け取るだけでなく、薬剤師が患者宅や施設を訪れ、薬を持参して説明や服薬指導もできます（別途費用がかかります）。患者のもとを訪れた際に残薬のチェックや整理、服薬の様子を確認したり、服薬支援を行ったりします。患者が飲みやすい薬の種類や形状を医師に提案することもあります。

### Ｑ 訪問薬剤管理指導はどんな人が利用できる？

在宅での服薬指導が必要な患者に対しては、薬剤師は医師や歯科医師の指示のもとに訪問薬剤管理指導が行えます。介護保険の要支援・要介護を受けている人は、介護保険の居宅療養管理指導費（要支援の人は、介護予防居宅療養管理指導費）を、介護認定を受けていない人は医療保険の在宅患者訪問薬剤管理指導料を算定するため、費用負担が患者側に発生します。ただし、この管理指導を算定している患者に対しては24時間対応をしているので、末期がん患者に医療用麻薬などが必要になった場合、休業日でも関係なく対応してもらえます。

訪問薬剤管理指導に対応している薬局と対応していない調剤薬局があるので、事前に調べておくことをお勧めします。

## 在宅医療で求められるのは、専門知識よりも患者対応力の高さ
## 〜薬剤師を例として〜

　在宅医療で求められるのは、専門知識よりも「患者対応力の高さ」です。言い換えれば、1人の人間として患者さんに接し、何ができるのかということです。その一例として、当院を見学された薬剤師の方から届いたメールをご紹介します。見学後、少しずつでも在宅医療を始めてみようと思い、処方箋をもらっているクリニックやケアマネジャー、訪問看護師やヘルパーと電話だけでなく、顔の見える関係を構築されていったそうです。

　そのような中、70代の末期がんの女性患者さんを担当されることになりました。初診時だけでなく、たびたび、在宅医の訪問診療に同行したそうです。また、夜間や休日でも連絡があれば患家を訪問して薬を届け、患者さんのご家族の娘さんともいろいろとお話をされていたとのことでした。その患者さんが亡くなり、仮通夜に弔問したときのことです。娘さんが、この方のことを「この人が母のお薬を届けてくれていた薬剤師さんよ。夜でもすぐに届けてくれたの」と他の親戚に紹介してくださったのだそうです。さらには葬儀でも、娘さんはお母さんへの手紙というかたちで、母親を支えてくれた在宅医療、介護スタッフ、そしてこの薬剤師の方への感謝の言葉が述べられ、いろいろな人たちに支えてもらったことで、母親が安心して家で過ごすことができたこと、そして、母のような人たちが安心して家で過ごせる在宅医療がもっと広まることを願うということ話されたそうです。その映像を娘さんから見せられたとき、自分は何も力になれなかったのに、こんなふうに思ってもらえていたなんて……と、涙がこぼれ落ちたそうです。「私にとって忘れられない患者さまの1人になりました。私自身、もっと患者さんやご家族のため、できることを少しずつ行っていきたいとの思いを新たにしました」とメールは締めくくられていました。

　医療従事者は仕事といえば、「自分たちの力、専門性をいかに発揮するか」と考えがちです。しかし、自分たちの仕事の目的を「患者さんが満足できる在宅療養生活を送ること」と考えるのなら、患者さん・ご家族との関わり方も違ってきます。

　終末期ともなると服薬困難となり、薬自体は必要がなくなるときがきます。薬は不要であっても、薬剤師としての自分自身が患者さんやご家族に必要とされる存在になれるかどうか。それは、薬剤師としての専門性だけではなく、人として患者さんやご家族にどう関わってきたか……によるのです。「楽なように、やりたいように、後悔しないように」は、「患者さんが亡くなっても、納得できる最期」を迎えるために大切なことだと考えています。

作画：こしのりょう

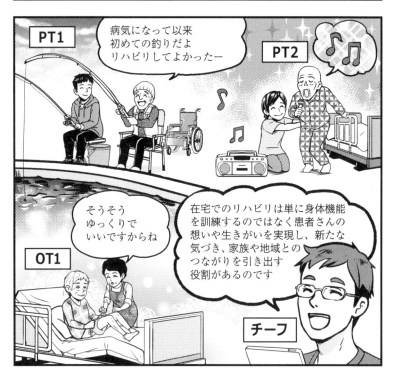

マンガはどれもゆうの森の実話です。

〈PT1〉

　Aさんは脳卒中の後遺症で足が不自由になり、外出にも消極的でした。

　川釣りが趣味だったと会話の中で知った理学療法士は、釣り堀に出かけることを提案。心に火が灯ったAさんは、釣りに行くからと屋外を歩く訓練も始めたのです。釣り堀から帰った後は笑顔でその日のことを家族に話し、「また行きたい！」と次の外出を楽しみにするようになりました。

〈PT2〉

　歌うのが好きなBさんのために、リサイタルショーを企画した理学療法士もいます。人前で歌うのだから、立って歌いたいと立位の訓練も積極的に行うようになりました。

〈OT1〉

　尿バルーンを使用しているものの、意識がしっかりしていて自分の便意を伝えられるCさんは紙オムツを使用するのが苦痛でした。そこで、尿バルーンを使用していても履ける下着を作ったのが作業療法士。作業療法士は、洋服や下着、必要な道具をその人に合わせて手作りしては、利用者の生活の質を向上させています。在宅医療でのリハビリは身体機能訓練だけでなく、生きている今日を輝かせるサポートと言えそうです。

　主治医の指示のもとに患者の自宅を訪問し、患者一人一人に合わせたリハビリを行います。リハビリといえば、立位や歩行訓練といった身体機能訓練を行うイメージですが、在宅医療で理学療法士・作業療法士が担うリハビリは、イメージをはるかに上回るほどに多彩で多様です。

　入院中は、自宅に戻りたい一心でリハビリに励みますが、自宅に戻った患者は、何を目標にリハビリに励めばいいのでしょう？　目標もないままにリハビリをがんばりましょう！　今の状態を維持しましょう！　と言われても、どこまで熱心に取り組めるものでしょうか……。そこで、患者の「生きがい」をリハビリに結びつけるのです。しかし、たとえ「生きがい」を持っていたとしても、こんな身体だからと諦めたり、家族に迷惑がかかるからと遠慮したりして、心の奥底に閉じ込めている人もいます。心の奥底で輝きを失いかけている光を見つけ出して「"どうか諦めずに叶えて！"と応援するのが真のリハビリだ！」と、ゆうの森のリハビリスタッフは言っています。そこで重要なのが観察力です。患者とのちょっとした会話の中や室内の様子から、患者が興味を持ちそうなものを見つけ出し、実現可能な形にするのです。患者の生きがいは他の職種に見つけてもらっても構いません。生きがいを実現、実行させるのが理学療法士や作業療法士なのですから。

　理学療法士は日常生活で必要となる身体機能を回復するため、運動療法や物理療法、歩行訓練、筋力増強訓練などを通して機能回復を図り、作業療法士は、園芸や描画、料理や手芸というような作業を通して心身の機能回復を図ります。ただ、在宅医療においては、理学療法士・作業療法士の行うリハビリに大きな違いはなく、身体機能訓練を中心に患者の生活ややりたいことを支援しています。

**Q** どこにいる？

- 訪問看護ステーション
- 医療機関
- 介護老人保健施設

**Q** 施設に入所していても利用できる？

　介護保険を利用する施設（グループホーム、特定施設の有料老人ホームなど）では、原則として利用できません。

　ただし、別表第7（p.148参照）に該当する利用者と特別訪問看護指示期間の利用者の場合、訪問看護が医療保険利用になるため、訪問看護ステーションの理学療法士などの訪問リハビリを受けることができます。

〈たんぽぽ先生の連携ポイント〉

　たまに「末期がんの患者さんにリハビリは必要ない」と言い切る人がいますが、それは違います。末期がんの患者さんにこそ、理学療養士や作業療法士が関わり、残された日々を悔いなく生きるためのサポートが喜ばれるのです。

　「こんな状態なのに、何かができるわけがない！」と末期がんの方、終末期の方に対して思われるかもしれません。そのようなときは、「できるかできないかではなく、やるかやらないかだ」と考えてみることをお勧めします。

作画：こしのりょう

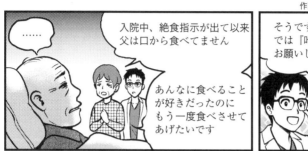

……

入院中、絶食指示が出て以来
父は口から食べてません

あんなに食べること
が好きだったのに
もう一度食べさせて
あげたいです

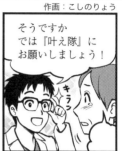

そうですか
では『叶え隊』に
お願いしましょう！

キラッ

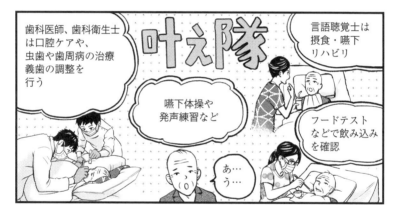

歯科医師、歯科衛生士
は口腔ケアや、
虫歯や歯周病の治療
義歯の調整を
行う

叶え隊

嚥下体操や
発声練習など

言語聴覚士は
摂食・嚥下
リハビリ

フードテスト
などで飲み込み
を確認

あ…
う…

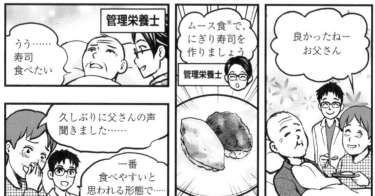

**管理栄養士**

うう……
寿司
食べたい

ムース食※で、
にぎり寿司を
作りましょう

**管理栄養士**

良かったねー
お父さん

久しぶりに父さんの声
聞きました……

一番
食べやすいと
思われる形態で……

※ムース食
　舌でつぶせる軟らかさでありながら、通常の食事と
同じような見た目や味、香りを楽しむことができます。

近年の「口から食べる」というニーズの高まりによって、従来のイメージとは少し異なる役割を担うようになった職種があります。それが、歯科医師・歯科衛生士・言語聴覚士・管理栄養士です。

虫歯や歯茎などの病気の治療や予防、噛み合わせの調整などを行っていた歯科医師は、「食べられる口」をつくるプロフェッショナルに。そして、元来、言語障害や聴覚障害によるコミュニケーション障害の治療・訓練を行っていた言語聴覚士は、発声と摂食・嚥下に関わる器官が共通することから、今では摂食・嚥下機能リハビリを担うセラピストとして注目されています。

さらに、管理栄養士は栄養摂取だけに重点を置くのではなく、食材の選択や調理法の提案、そして「五感で楽しむ」という食事本来の楽しみを嚥下食にも生じさせられる専門職として活躍の場を広げています。

まだまだ知られていませんが、歯科医師や歯科衛生士、管理栄養士も患者宅に訪問して、治療やケア、栄養指導ができるため、在宅医療ではこれらの職種がチームとなって口から食べる支援を行っています。

## ◎ 歯科医師・歯科衛生士

〈こんな仕事をする人〉

通院が困難な患者に対して、訪問歯科診療を行うことができます。また、訪問歯科診療を行った歯科医師の指示のもと、歯科衛生士が患者宅を訪れ、口腔ケアや口腔リハビリを行うことができます。

口から食べる支援のためには、嚥下内視鏡検査（VE検査）で嚥下機能に問題があるかどうかを調べるだけでなく、「食べられる口」であるかどうかも大変重要です。歯垢の除去や虫歯、歯周病の治療、義歯の調整に加え、口腔内外のマッサージにより唾液分泌が促進されて湿潤状態が保たれて、やっと食物を食べられるようになりま

す。さらにこれらの治療やケアは口臭を解消する、表情を柔らかくする、発語をスムーズにするなどの効果もあり、患者のQOLを大きく改善させます。

　訪問歯科を始める歯科医院も増えてきました。患者にかかりつけの歯科医院があれば、まずは相談してみましょう。地域の歯科医師会に問い合わせると紹介してくれることもあります。

### Ｑ　どんな人が利用できる？

　歯科治療が必要で、通院困難な人なら利用できますが、歯科治療が必要かどうかの判断は難しいもの。口が開かないので十分な口腔ケアができない、毎日多量の義歯安定剤を使っているなど、気になることがあれば気軽に歯科医師につなぎましょう。

〈たんぽぽ先生の連携ポイント〉

　口を開けてくれないので、毎日の口腔ケアが十分にできないという場合でも、歯科衛生士なら無理なく口腔ケアができます。在宅医療では、特に誤嚥性肺炎の予防のために口腔ケアは大事です。定期的な訪問による専門的なケアで口腔環境が良くなり、肺炎の予防にもつながります。歯科が関わることで、患者さんのQOLが向上するので積極的に連携していきましょう。

## ❯ 言語聴覚士

〈こんな仕事をする人〉

　医師または歯科医師の指示により、嚥下訓練を行います。口腔ケアや舌・口唇・頬など口腔器官のマッサージや運動療法を行ったり、嚥下反射を活性化するための訓練のほか、食べ物や飲み物を実際に患者に摂取してもらい、摂食・嚥下機能を評価もします。食事の際の姿勢や食事形態の調整なども行います。

　言語聴覚士は、主にコミュニケーションや食べることに障害がある人に対して、リハビリや環境調整、家族指導を行います。ニーズは高まっていますが、有資格者が少ないこともあり、訪問可能な言語聴覚士を探すのが難しい地域もあります。

### Q　どこにいる？

　訪問看護ステーション、または医療機関で訪問リハビリテーションを行っている事業所。

### Q　どんな人が利用できる？

　主治医が必要と認めた患者で通院が困難な人。

　医療保険が利用できますが、要介護、要支援認定を受けている人は、原則として介護保険からの給付になります。

〈たんぽぽ先生の連携のポイント〉

　患者さんの食事量が減ってきた、または体重が減ってきたという場合、原因が摂食・嚥下機能の低下によることがあります。原因を探るためにも、言語聴覚士に介入してもらいましょう。

57

## ◯ 管理栄養士

〈こんな仕事をする人〉

　医師の指示に基づき、管理栄養士が訪問して栄養食事指導を行うことができます。

　摂食・嚥下機能訓練までは、医師や歯科医師、看護師、歯科衛生士、そして言語聴覚士といったリハビリを担当する職種が担いますが、食材や調理法の工夫は管理栄養士の出番です。

　在宅医療では、患者の自宅、そして生活の中で実現できる嚥下食作りや栄養摂取方法を考えなければなりません。食事を用意する人の有無や調理能力によっては、レトルト食品や惣菜の活用を提案したり、自宅にある道具でできる嚥下食を考え、家族やヘルパーに指導したりします。

　在宅訪問栄養指導では、「安全に食べられること」はもちろん、「楽しく食べる」、「美味しく食べる」ことまでをプロデュースしている管理栄養士もいます。患者や家族と一緒に調理から楽しむ、屋内だけでなく外食や自宅の庭でピクニック気分を味わうなどの工夫を凝らして、食の楽しみを広げています。


## ◯ どこにいる？

　医療保険を利用する場合なら、「在宅患者訪問栄養指導料」の算定ができる医療機関に所属する管理栄養士に、介護保険を利用する場合なら、医療機関のほか、薬局や歯科医院、訪問看護ステーション、栄養ケアステーションの管理栄養士に依頼できます。介護保険を持っている人は介護保険が優先されます。

　なお、栄養ケアステーションとは、各都道府県の栄養士会が設置している地域や医療機関に対する栄養支援を行う拠点です。

　また、最近ではフリーで仕事をする管理栄養士もおり、依頼元の

医療機関の医師の指示を受け患者と契約し、訪問栄養指導を行います。

## Q どんな人が利用できる？

通院・通所が困難な人で、医師が栄養管理の必要を認めた場合に利用できます。

嚥下食や食べられない人だけが対象ではなく、糖尿病食など特別な食事管理が必要な人にも、それぞれの家庭環境、経済環境などを考慮しながらアドバイスを行います。

腎臓病食、肝臓病食、糖尿病食、高血圧に関する減塩食など特別な食事管理が必要な人や、嚥下困難な人のための流動食、低栄養状態に対する食事など、食事指導をする対象食も医療保険・介護保険でそれぞれ決められているので利用の際には注意してください。

〈たんぽぽ先生の連携のポイント〉

管理栄養士は、言語聴覚士やヘルパー、調理師など他の専門職と連携し、時には患者さんやご家族も巻き込んで、食を楽しむ支援を行っています。食べにくさを感じている患者さんだけでなく、味に不満を持っている患者さんがいたら、管理栄養士の訪問を勧めてみましょう。

## 患者の生活を支える伴走者
〈ホームヘルパー・デイサービス・福祉用具貸与サービス・訪問入浴介護サービス〉

作画：こしのりょう

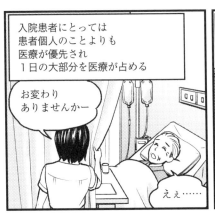

入院患者にとっては
患者個人のことよりも
医療が優先され
1日の大部分を医療が占める

お変わり
ありませんかー

ええ……

そして在宅患者にとって
在宅医療は生活のほんの一部だ
たとえ災害などで1回や2回
訪問診療がなくても
問題がない場合がほとんどである

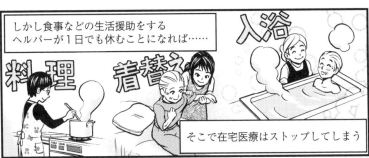

しかし食事などの生活援助をする
ヘルパーが1日でも休むことになれば……

料理

着替え

入浴

そこで在宅医療はストップしてしまう

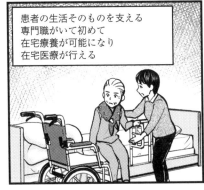

患者の生活そのものを支える
専門職がいて初めて
在宅療養が可能になり
在宅医療が行える

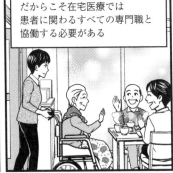

だからこそ在宅医療では
患者に関わるすべての専門職と
協働する必要がある

## ● ホームヘルパー（訪問介護員）

〈こんな仕事をする人〉

　訪問ヘルパー、ホームヘルパーと呼ばれますが、介護保険での正式名称は訪問介護員です。利用者の自宅に訪問して、身の周りのお世話をするというイメージがありますが、実際には次の3種の仕事があります。①排泄や食事、着替え、入浴の介助や治療食や流動食を作る「身体介護」、②掃除や洗濯、一般的な調理、買い物などの家事援助、薬の受け取りを行う「生活援助」、そして③ヘルパーの車で利用者を病院に連れて行き、歩行や車椅子走行、受診手続き介助を行う「通院等乗降介助」です。通院等乗降介助は、いわゆる「介護タクシーサービス」になります。

　ただ、何もかもお世話をするだけでなく、要介護者が自立して生活し続けられるよう生活上のアドバイスや精神的なサポートを行います。そのため、ホームヘルパーになるには、介護職員初任者研修・介護職員実務者研修修了者か国家資格である介護福祉士の資格を持っていなければなりません。

　外出や家事がままならない要介護の高齢者にとって、自宅に訪問して身の周りの介助をしてくれるホームヘルパーは一番身近な相談相手です。誰よりも早く体調の変化に気づいたり、患者の本音も知っていたりする存在です。

## Q どんな人が利用できる？

　要介護 1 〜 5 の認定を受けた人で、ケアプランの中に訪問介護サービスが組み込まれれば利用できます。

　要支援 1・2 の認定を受けた人も同様に利用できますが、要介護の人より利用回数やサービスが制限されます。

## Q どこにいる？　どう依頼する？

　訪問介護事業所が訪問介護サービスを行います。通常はケアマネジャーが利用者や家族と話し合い、訪問介護が必要となった場合にケアプランに組み込まれ、ケアマネジャーが訪問介護事業所に依頼します。

〈たんぽぽ先生の連携のポイント〉

　在宅介護における在宅医の役割をウルトラマンに喩える人がいます。ウルトラマンは 3 分間しか地球上で戦えません。同じように在宅医も、在宅患者さんの生活の何十分の 1 を見ているだけに過ぎません。ウルトラマンで言うなら、3 分間は地球で戦ったとしても、後の 23 時間 57 分は知らんぷりです。だからこそ、残りの時間に患者さんやご家族をみてくれる多職種、とりわけ生活を支えるヘルパーの存在は大きいのです。

　医療職は介護職との連携を軽視しがちですが、在宅医療・介護においては患者さんの生活を支えているヘルパー抜きでは成り立ちません。

　本書では、介護保険で利用できる訪問ヘルパーについて紹介していますが、障害福祉サービスにも居宅介護（ホームヘルプ）や重度訪問介護があります。介護保険を利用できない年代の患者さんや、介護保険だけでは足りない神経難病などの重度の患者さんには、障害福祉サービスの訪問介護が利用できないかを確認しましょう（p.72 参照）。

**ホームヘルパーが、喀痰吸引や経管栄養の注入ができる場合がある**

　従来、喀痰吸引や経管栄養への注入は医師か看護師、自宅においては患者さんのご家族でないと行えませんでした。しかし、今では特別な研修を受けた介護職員や平成27年度以降に介護福祉士資格を取得した人なら、認定特定行為業務従事者として喀痰吸引や経管栄養（胃ろう・腸ろう・経鼻経管栄養）の注入ができます（ただし、喀痰吸引は口腔内・鼻腔内・気管カニューレ内部に限られます）。

　認定特定行為業務従事者には、不特定多数の者を対象、特定の者を対象の2種があります。これらの介護職員が所属する事業所は特定行為事業所として都道府県に登録されています。吸引や注入ができるヘルパーを利用することで、介護をするご家族の負担を軽減することができます。

**自費利用もできる介護タクシー**

　通院や選挙、役所などへの申請や手続きなど、日常生活や社会生活上必要な行為で出向かなければならない場合、介護保険を使って介護タクシーを利用できます。介護タクシーで利用する車両はスロープやリフトがついているため車椅子のまま乗降でき、運転者は訪問介護員なのでお出かけ前の着替えなどの介助から、帰宅後の着替えやオムツ介助まで行います。

　利用料は、運送料＋介助料＋車椅子などの介護機器のレンタル料金の合計で、介護保険が利用できるのは介助料の部分のみ。運送料は一般のタクシー料金と同程度ですが、独自料金を設定する事業者もいます。ドライブや買い物、美容院利用など、私用で利用する場合は自費で利用できるので、閉じこもりがちの在宅療養患者さんの気分転換や生きがいづくりに活用したいサービスです。

## ❯ デイサービス（通所介護）

〈こんな仕事をするところ〉

　介護保険を利用して、要介護者が日帰りで利用する施設。利用者が自宅での生活を継続できるように入浴や排泄の介助、食事の提

供、機能訓練などを行い、自宅からの送迎もあります。自宅で孤立しがちな高齢者が人と交流する機会でもあり、介護するご家族にとっては負担軽減の機会になります。デイサービスには介護職員や看護職員、機能訓練指導員、生活相談員がいて、利用者や介護者の相談にも応じてくれます。

　近年では事業所ごとに独自のプログラムやサービスを打ち出すところが増え、利用者の性格や目的、嗜好に合わせた事業所を選ぶことが多くなりました。

　デイサービス事業所はそれぞれに特徴があり、レストラン並の美味しい食事で人気があるところもあれば、多彩な外出イベントで利用者を楽しませるところもあります。お試し利用ができる事業所が多いので、患者自身が「ぜひ、行きたい！」と思うようなデイサービスを見つけましょう。

**Q** **どんな人が利用できる？**

　要支援１・２、要介護１〜５の認定を受けた人で、ケアプランの中に組み込まれれば利用できます。

〈たんぽぽ先生の連携ポイント〉

　デイサービスに訪問診療や往診に行って、診療報酬は算定できません。しかし、たんぽぽクリニックでは、患者さんがデイサービスで具合が悪くなり、自宅に戻る余裕もないときは、デイサービスに往診にいくようにしています。費用はもらえませんが、このような行為が患者さんの安心な在宅療養につながると考えているからです。

## ◉ 福祉用具貸与サービス

〈こんなサービス〉

　自宅で療養しようとすると、手すりやスロープ、介護用ベッドをはじめ、様々な介護福祉用具が必要になります。介護保険ではこれらの福祉用具をレンタルできます（排泄や入浴に関する機器は購入）。そういった福祉機器の貸与や販売を行うのが、福祉用具貸与サービスで、相談に応じたり、アドバイスをする福祉用具専門相談員が対応します。

　レンタル料金は月額設定で、介護保険が適用されるため、利用者は費用の１割、２割、３割の自己負担で借りることができます。

　なお、手すりの取り付けやスロープの設置のために工事が必要な場合は、住宅改修費用が介護保険から給付されます（改修は住宅改修業者が行います）。支給限度基準額は要支援、要介護にかかわらず定額で20万円までで、介護保険の自己負担割合に応じて費用の９割、８割、７割が給付される制度です。制度を利用できる改修かどうかは、まずケアマネジャーに確認しましょう。

### Ｑ　どんな人が利用できる？

　要支援１・２、要介護１～５の認定を受けた人。

　ケアプランを作成し、福祉用具貸与事業者を選定、その後、福祉用具専門相談員が利用者宅を訪問して、用具の選定や提案を行います。

　介護保険でレンタルできる福祉用具は車椅子や介護用ベッド、マットレスなどのベッド付属品、床ずれ防止用具、移動用リフトなど13種類あり、それぞれの種目で適用基準があります。

　ただ、要介護認定が低い人（要支援１・２、要介護１の人）が利用できる機器は限定されています。

## ▶ 訪問入浴介護サービス

〈こんなサービス〉

　自宅のお風呂に入浴できなかったり、デイサービスにも行けないからといって入浴を諦めることはありません。介護保険で移動入浴車による訪問入浴介護を受けることができます。訪問入浴介護では、看護職員１人と介護職員２人の３人体制で、専用の入浴車と組み立て式の特殊浴槽を利用者宅まで持参します。畳２畳ほどのスペースがあれば利用可能で、防水シートやマットで室内をしっかり保護して、室内に浴槽を作り、湯を張ります。入浴前には看護職員が利用者のバイタルをチェックして入浴の可否判断も行います。

　寝たきりの患者や高齢者にとって、湯船に浸かることは格別の楽しみです。入浴時にリラックスしてもらうために歌を歌ったり、利用者の好みの入浴剤を使用するなど、事業者も様々な工夫をしているようです。

### Ｑ　どんな人が利用できる？

　要介護１〜５の認定を受けた人で、ケアプランに訪問入浴介護が組み込まれれば利用できます。

　利用に際して、訪問看護やリハビリのような指示書は必要ありませんが、主治医から入浴の許可が出ているほうが望ましいでしょう。

　要支援１・２など軽度の人は、自宅に浴室がないなどの条件つきで利用できる場合があります。

寝たきり状態や日常生活を制限されている在宅患者さんにとって、入浴は食べることに次ぐ楽しみの1つだと思います。特に訪問入浴は、寝たきり状態の方でも手際よく湯船に入れて洗ってくれます。その準備と入浴、片付けの手際の良さは必見で、見事としか言いようがありません。在宅医療や介護に関わる人なら、一度は見学してほしいと思います。

　もう何年も前の話です。100歳近くの高齢の女性が、たんぽぽクリニックに紹介されてきました。転医の理由は、以前の医師が入浴を許可してくれなかったからということでした。

　確かに、在宅患者さんにとって、入浴は注意を要する行為です。血圧の変動や室温の変化などで、体調の急変もあり得ます。だからといって、ご本人が「入浴したい」と言っているのに許可できないことがあるのか……とも思いました。

　ご本人は高齢ですが、自分の意思もはっきりし、寝たきりではありますが、毎日、新聞も読むほどお元気でした。当院に紹介されて、「もちろん、入浴して構いませんよ」と話し、何の問題もなく訪問入浴を楽しまれていました。最近の訪問入浴業者さんは、入浴中に患者さんの思い出の曲を歌いながら入浴させてくれるようなところもあり、この女性患者さんもいつも楽しみにしておられました。

　しばらくの間は、落ち着いた時間を過ごせていましたが、徐々に老衰で食事がとれなくなり、ご自宅で看取ることになりました。訪問診療や訪問看護で毎日訪問し、ご家族と一緒に看取りのサポートをさせていただきました。状態が悪化し、もう今日亡くなってもおかしくないというとき、ご家族から「先生、今日は訪問入浴の日です。本人はお風呂が大好きで、毎回の訪問入浴を楽しみにしていました。最期に入浴させたいのですが、ダメでしょうか？」と聞かれました。私は、入浴している間に亡くなるかもしれないということも頭によぎり、一瞬躊躇しましたが、こう言いました。「いいですよ。ただ、入浴している際に呼吸が止まる可能性もありますが、それでもいいですか？」。

　ご家族は、「もちろん」と笑顔で頷かれました。訪問入浴業者の方にも連絡しましたが、「先生、亡くなることを納得されて入浴を希望されるのなら、もちろん協力させていただきます。最期に入浴を希望されるなんて、入浴業者冥利に尽きます」とのことでした。女性患者さんは、無事入浴されました。お気に入りの歌を歌ってもらいながら……。それから、亡くなる前の訪問入浴を、その入浴業者さんと多く経験しました。連絡するときに、こう伝えるのです。「最期の入浴、お願いできますか？」

　リスクをとるのか？　患者さんの希望をとるのか？　皆さんはどのような最期を迎えたいですか？

## ◉ 民生委員

〈こんな仕事をする人〉

　民生委員は地域の一住民ですが、民生委員法に基づき、厚生労働省から委託された非常勤の地方公務員です。その仕事内容はひと言で言えば、地域住民によるソーシャルワークの実践者。地区ごとに担当者がいて、地域住民の立場から、高齢者のいる世帯や障がい者のいる世帯などに対して、生活や福祉全般に関する相談や援助活動を行っています。

### Ｑ　どこにいる？

　患者の住む地域の民生委員は、患者自身が知っている場合が多いのですが、不明な場合は地域の社会福祉協議会に問い合わせれば教えてくれます。

〈たんぽぽ先生の連携ポイント〉

　独居で寝たきりの高齢者、老夫婦２人ともが要介護者であったり、寝たきりの夫と介護をする妻が認知症であったり……。超高齢社会の在宅介護では、医療や介護の専門職の関わりだけでは支援しきれないケースがしばしばあります。このような場合、患者さんの担当民生委員とも連絡を密に取り、多職種チームの一員になってもらいます。近隣住民の協力も引き出してくれる民生委員は、本当に頼りになるチームメンバーです。

## ◉ 地域包括支援センター

〈こんな仕事をするところ〉

　地域包括ケアシステムの中核となる施設で、中学校区（人口2～3万人）に1カ所設置されています。保健師・社会福祉士・主任ケアマネジャー が在籍し、65歳以上の高齢者の介護や医療、福祉などの相談、支援を行っています。高齢者自身や高齢者の家族が、健康や生活に不安を持ち、介護が必要なのでは……と初めて考えるようになったときは、「まずこのセンターに相談を！」という心強い地域の窓口です。

　地域の医療・福祉の関係機関や自治体職員、民生委員などとともに地域ケア会議を開催して、地域の課題共有や解決策を考えたり、見守りネットワークを作るなど地域づくりの活動もしています。

　また、高齢者の権利擁護業務も担っており、判断力の劣った高齢者への成年後見制度の活用のサポートや虐待被害の対応や防止のための活動もしています。

　要支援1・2の利用者の介護予防ケアマネジメントを行っているのも地域包括支援センターです。

〈たんぽぽ先生の連携ポイント〉

　地域包括支援センターでは、支援困難なケースへの支援や助言も行っています。高齢者への虐待、または医療・介護関係者への暴力行為など、支援困難なケースは自分たちだけで抱え込まずに患者さんが住む地域の地域包括支援センターに相談しましょう。

69

## 社会福祉士は、医療・福祉・介護、そして地域をつなぐゼネラリスト

　社会福祉士が多職種チームにいると、各分野の専門職や地域を横断的につないでくれるので大変心強いものです。医療保険でも介護保険でも解決がつかないようなこと、制度の狭間にある課題の解決に一役買ってくれます。例えば、在宅療養を始めるのに自宅がゴミ屋敷状態で、環境整備をどうする？　といった問題や、経済的に困窮していて医療機関や介護事業所への支払いが滞っている、身寄りが全くないといった課題があれば、直接支援したり、適切な関係機関を紹介したりしてくれます。

　では、そんなに頼りになる社会福祉士はどこにいるのか？　在宅医療でのニーズの高まりから、たんぽぽクリニックにも複数の社会福祉士がいますが、社会福祉士が常在している在宅クリニックは全国的にはまだまだ少数です。地域包括支援センターや病院の地域連携室には社会福祉士がいますので、困難事例の場合は地域包括支援センターに、退院して自宅に戻ってくる患者さんのことであれば病院の地域連携室の社会福祉士に退院支援に関わってもらうようにしましょう。

## 在宅医療に関わる制度

### 介護保険制度

　介護が必要な高齢者に適切な介護費用が保険から給付されるようにと2000年から開始された制度です。保険者（保険主体）は、各市町村と東京都23区、費用は40歳以上の第2号被保険者と65歳以上の第1号被保険者の支払う保険料と税金で賄われています。

　介護保険を利用するには、まず介護認定を受けなければなりません。65歳以上（第1号被保険者）であれば、疾病に関係なく介護が必要な状態であれば、状態に応じて要介護認定が受けられます。40歳から64歳までの第2号被保険者の場合は、末期がんや筋萎縮性側索硬化症など、第2号被保険者が介護認定を受けられる16の特定疾病に該当する必要があります。40歳未満の人はどんな疾病、障がいがあろうとも介護保険は利用できません。

　介護認定の申請は各市町村の介護保険課、地域包括支援センター、居宅介護支援事業所で受け付けています。訪問調査や主治医の意見書をもとに審査会で審査ののち、市町村により要介護度が決定されますが、「非該当」、要支援1～2・要介護1～5の8段階があり、要支援より要介護、そして数字が大きくなるほど重度（介護の必要度が高い）になります。

　要介護度によって1カ月に利用できる金額（区分支給限度基準額）が決まっていて、2019年10月の改定で要支援1であれば、5,032単位（1単位は約10円＝約50,320円）、要介護5であれば36,217単位（約362,170円）まで介護保険サービスを利用できます。利用者は原則1割負担、収入により2割、3割負担になります。

　介護保険サービスには、訪問介護・訪問看護、訪問入浴・通所介護・短期入所生活介護（ショートステイ）、特定施設入居者生活介護、福祉用具貸与などの居宅サービス、グループホーム、小規模多機能型居宅介護、看護小規模多機能型居宅介護などの地域密着型サービス、介護老人福祉施設、介護老人保健施設、介護療養型医療施設、介護医療院などの施設サービスがあります。

　各種の介護サービスを利用するには、ケアプラン（介護サービス計画書）の作成が義務付けられていて、ほとんどのケースではケアマネジャーが作成

しますが、利用者が自分で作成することもできます。

## 障害者総合支援法

　障がいのある人への支援を定めた法律で、障がい者が地域社会で共生することを目的に作られました。正式名称は『障害者の日常生活及び社会生活を総合的に支援するための法律』といい、 2013年施行。対象となるのは、身体障害、知的障害、発達障害を含む精神障害のある障害者と障害児と、厚生労働省が定める難病患者等で、障害者手帳を持っていなくても、必要と認められれば支援を受けられます。

　障害者総合支援法に基づくサービスには、居宅介護（ホームヘルプ）、重度訪問介護、同行援護、行動援護、療養介護、短期入所（ショートステイ）などの介護給付、機能訓練、生活訓練といった自立訓練と就労移行支援、就労継続支援（A型・B型）、自立生活援助、共同生活援助などの訓練給付、地域相談支援、計画相談支援などの相談支援、更生医療、育成医療、精神通院医療といった自立支援医療、補装具の購入費用補助をする補装具費支給制度があります。

　上記のうち、介護給付は「非該当」、「区分１〜６」の７段階の障害支援区分に応じて利用できるサービスが決まっています。障害支援区分は市町村の障害福祉課などに申請後、認定調査員による訪問調査や主治医の意見書をもとに審査会で審査ののち、市町村で決定されます。

　各種サービスを利用するには、居住地の市町村の窓口（障害福祉課など）に申請する必要がありますが、指定特定相談支援事業所に相談する方法もあります。

　費用は原則１割負担ですが、障害が重度になるほど利用するサービスが増えて費用負担が増加してしまうため、所得によって上限が決められています。所得を判断する世帯範囲は、18歳以上の障害者の場合は障害のある人とその配偶者、障がい児の場合は保護者の属する世帯です。

〈たんぽぽ先生の患者マネジメントポイント〉
　介護保険が利用できない年代の在宅患者さんの場合は、障害者総合支援法に基づくサービスが利用できないか確認しましょう！

# 第5章

---

## 多職種による
## 在宅患者支援、
## 5つのケース

　たんぽぽクリニックは四国の一診療所にもかかわらず、ありがたいことに関東や関西方面の大学病院から、毎月２、３名の研修医が研修に訪れます。彼らが研修を終える頃によく口にするのが、「大学病院にいたときは、退院した患者さんがその後どのように暮らしているのか想像もつかなかったし、そもそも考えようともしていなかった」ということです。

　病院医療しか知らない人にとっては、在宅での療養の様子や在宅医療における多職種連携の実際というのは想像するのも難しいかと思います。そこで、自宅に戻った患者さんに、どのような職種が関わり、どのような支援を受けて自宅で療養生活を続けているのかをイメージしていただけるように、この章では、「末期がん患者」、「食支援」、「神経難病患者」、「独居で認知症患者」、「独居での自宅看取り」という、在宅医療ではより高度な支援が必要とされる５つのケースを通して、在宅療養や多職種による関わりや支援を紹介したいと思います。

　実際に経験したケースですが、これらはあくまで一例であって、同じ疾患や状態であっても、患者さんや患者さんを取り巻く環境、地域の資源によって全く違ったものになります。また、多職種連携を実践されている読者の中には、もっと素晴らしい取り組みをしているという方もおられることと思いますが、そこはご容赦ください。

# 多職種チームで行う
# マネジメントのコツ

　ある患者さんに多職種で関わり、患者さんの自宅療養を支えようとするとき、そのマネジメントの中心は、やはりケアマネジャーになります。

　ゆうの森の主任ケアマネジャーは、「ケアマネジャーの役割はサービスの調整だけではなく、つなげること。患者さんと多職種や地域をつなげ、多職種同士をつなげます。また、患者さんの想いを中心に据えた、諦めないチームを作るという役割もある」と断言しています。そして、多職種チームとは、患者さんにとって厳しい話をするときも、患者さんとそのご家族の気持ちが揺れるときも、また患者さんの希望を叶えるような楽しいときも、「チームでアプローチするものだ」とも言っています。

　チームの構成メンバーを考えるときには、各職種が担う「役割」を考える必要がありますが、同時に「どのタイミングでサービスを導入するのか？」ということも重要です。さらに、「なぜ今、この職種・サービスを導入するのか？」ということを患者さんやご家族に説明できて、他の職種とも連携ができるように情報を共有しなければなりません。その際のヒントになるように、各ケースに「支援のポイント」を紹介していますので、ぜひ参考にしてください。

　最後に、地域に心強いチームメンバーを育てる方法をお教えします。それは経験がなくても、熱意がある事業所なら、多職種チームのメンバーに入れることです。例えば、自宅での看取りを経験したことがない訪問介護事業所だったとしても、「自宅での看取りを支援したい！」という熱い思いがあるなら、自宅看取りを希望される患者さんに訪問介護が必要になったときは、その事業所に声をかけ

るのです。訪問ヘルパーに経験がない分、訪問看護ステーションには自宅看取りに豊富な経験を持つ事業所のチームメンバーになってもらいます。そして、協働することで経験を積んでもらうのです。こうした積み重ねが、地域に頼れる多職種を増やすことになります。

　そして最後にもう1つだけ。治らない病気を抱えて困難な状態にある患者さんやご家族の気持ちに寄り添うような質の高い支援を行うには、専門職であっても非常に多くのエネルギーが必要です。決して1人で抱え込まず、多職種チームで分かち合ってください。

　では、早速、それぞれのケースを見ていきましょう。

## ◉「末期がん患者」のケース

**症例紹介**

46歳、男性、要介護2、両親と同居、多発性骨髄腫末期、予後1カ月程度

- 日常生活の中で息切れが起こるようになり、受診したところ心アミロイドーシスと多発性骨髄腫の診断を受ける。
- 抗がん剤治療を受けたが、心不全を起こしたために中止。不整脈が原因と考えられる失神を繰り返し、両大腿部から足背にいたるひどい浮腫のため、裂けた皮膚から滲出液が出るような状態だったが、強心剤や利尿剤は無効だった。
- 大腿部の裂けた皮膚から滲出液が出ることにとても不安を感じていたが、両下肢の浮腫を触られることは拒否される。
- 室温差で失神したことがあったため、自室外に出ることを嫌がり、入浴や排泄時以外は自室にこもっている。
- 両親は、できれば抗がん剤治療を継続して1日でも長生きしてほしいと思っていたが、患者本人に気を遣い伝えられないでいる。

〈在宅医療移行時の患者本人の意向〉

● 病気の診断や治療を受けた医療機関の医師からはさじを投げられた。入院中、心電図のコードや点滴のチューブに縛られ自由にできず嫌だった。残された時間が少ないのに入院して過ごすのは時間がもったいない。家に帰りたい。

● 入院先の医師からは運動を止められている。自宅内での生活や入浴はできているので、リハビリは必要ない。

〈やりたいこと、やりたかったこと〉

　趣味だった登山。地元愛媛県の石鎚山（いしづちさん）に自分の足で登りたかった。昔よく行った近所の公園の桜をもう一度見たい（予後1カ月のため、無理だとわかっている）。

〈支援のポイント〉

● 痛みがあると、何事にも前向きになれないため、心身の疼痛コントロールを最優先に行う。

● 残された時間がもったいないと言いながらも、支援者やサービスを受け入れず自室にこもり、心も閉ざしている状態の患者が、残された時間を大切に、その人らしく過ごせることを支える。これにより、家族の心の負担が軽減されるように支援する。

〈導入されたサービスと関わった職種〉

ケアマネジャー、訪問診療（在宅医&看護師）、
訪問看護（訪問看護師）、訪問リハビリ（作業療法士）、
訪問薬剤師、福祉用具

〈各専門職・サービスの役割〉

### ケアマネジャー

　患者がどのような生活を送りたいと思っているかをよく聞き、希望を叶えるためのサービス導入を提案。多職種をつなぎ、サービスを調整する。

### 在宅医

　疼痛コントロール、下肢浮腫や皮膚離開による滲出液の処置のほか、医学的管理。患者が自分の限られた命に向き合えるよう支援し、残された日々を、患者が望むケアと暮らしができるよう多職種に働きかける。

### 訪問看護師・作業療法士

　自立した生活動作継続のサポート・専門的なバイタル評価・適した自主運動で筋力維持を図る。

### 作業療法士

　病気の進行によって起こる苦痛の軽減と、残った人生を生ききる意欲、前向きな気持ちを蘇らせることを目指す。

### 薬剤師

　訪問時に薬の説明をしたときに服薬状況を確認。世間話などの会話を通して患者や家族の気持ちに寄り添う。

### 福祉用具

　屋内ではおおむね自立して生活できたが、一部動作が困難なことがある。環境を調整して、自立した生活をサポート。

〈経過〉

　在宅療養開始当初は、自室に1人こもりきりでサービスの受け入れにも消極的でした。予後1カ月と言われる中で、患者さん本人がやりたいことをできる形で叶えようと、訪問リハビリの時間に自宅で自然の風景をテーマとした動画を見るようになってからは、本人

に意欲が湧き始め、ついには希望していたお花見も実現。次は登山や動物園にも行きたいと、さらなる目標を持つようになりました。それらは実現しませんでしたが、亡くなる前日までリハビリは続けられました。1月から在宅療養を開始し、お亡くなりになる7月までの約半年間、両親のもとで穏やかに生活されて、自宅で亡くなられました。

| | 月 | 火 | 水 | 木 | 金 | 土 | 日 |
|---|---|---|---|---|---|---|---|
| 04：00 | | | | | | | |
| 06：00 | | | | | | | |
| 08：00 | | | | | | | |
| 10：00 | 訪問看護 | | 訪問看護 | | | | |
| 12：00 | | 訪問リハビリ | | 訪問リハビリ | | | |
| 14：00 | | | | | | | |
| 16：00 | | | | | 訪問診療 | | |
| 18：00 | | | | | | | |
| 20：00 | | | | | | | |
| 22：00 | | | | | | | |
| 24：00 | | | | | | | |
| 02：00 | | | | | | | |
| 04：00 | | | | | | | |

図3　末期がん患者の訪問スケジュール例

〈末期がん患者への多職種チームサポート、ここがポイント〉

● **サポートは入院中から始めよう**

　40歳以上であれば、退院後の生活を見据えて介護保険の要介護認定を受けます。入院中でも申請できますし、要介護認定は申請日から有効になるため、退院支援にケアマネジャーが関われるようになります。退院支援では、「患者さんに自宅でどのように過ごしてもらいたいかをイメージしてもらう」ことが大事です。「イメージができない」と言われるのであれば、それは支援が足りていないということ。どのようなサービスを、週にどれくらい利用し、こんなふうに過ごしていると患者さんやご家族がイメージできるまで、十分説明しましょう。

● **介護する家族のケアも考える**

　ご家族が介護に不安があるのなら、その不安を解消するようなケアプランを提示して安心してもらいます。ご家族のケアでは、身体の負担と心の負担を考えること。介護負担はあるものの、「何もしてあげられない」と悲しむ心の負担もあります。訪問看護時に患者さんの体を一緒にマッサージするなど、ご家族が参加できるケアの方法も提案しましょう。

● **ケアプランは1週間ごとに見直そう**

　がん患者さんは状態変化が急激なため、長期プランを立てずに、1週間ごとに見直すつもりでケアプランを立てることをお勧めします。そして、ケアプラン作成をケアマネジャーに任せきりにしないようにしましょう。患者さんの病状や医療処置に変化があった場合、医師や看護師は、その都度、ケアマネジャーに情報を提供して、今後どのようなサービスが必要になるかを相談して一緒にケアプランを考えるようにします。

● **疼痛コントロールをしっかり行う**

　身体の痛みやだるさを取り除くこと。痛みがある間は、患者さんは何事にも意欲を持てません。

● **リハビリを導入して、やりたいことの支援を**

　自宅での生活や患者の状態が安定した頃を見計らって、患者さんのやりたいことや思い出づくりの支援を提案します。そして、末期がん患者さんにこそ、リハビリの導入を！　身体機能訓練ではなく、生きがいを持って日々を送ってもらうためです。

## ● 「食支援」のケース

72歳、男性、要介護2、次女と同居、びまん性大細胞型B細胞リンパ腫

- 71歳の頃、咽頭に違和感を覚え、徐々に飲み込みづらくなったため医療機関を受診したところ、びまん性大細胞型B細胞リンパ腫と診断を受ける。
- 微小脳梗塞の繰り返しにより嚥下機能の著明な低下があり、誤嚥性肺炎も併発。咽頭部の腫脹のため、食事がとれなくなっていた。咽頭部に空洞化したところがあり、歯科で膜保護し特殊な義歯を作成して調整。
- 嚥下機能低下のため、胃ろう造設し経管栄養となるも、入院中に本人が経口摂取を希望。挑戦したが、誤嚥性肺炎を起こした。
- それでも患者本人は口から食べたいという思いが強く、家族としては、お楽しみ程度でもなんとか経口摂取してほしいとの希望があり、たんぽぽクリニックの病床に転院して食支援を開始。
- 摂食・嚥下機能を評価した結果、先行期・口腔期に問題はなく、咽頭期が原因であると判明。嚥下障害の主原因は喉頭知覚の低下と考えられたため、そこへのアプローチを行う。食形態や摂食方法を工夫することで、経口摂取ができるまでに回復した。胃ろう抜去して、自宅退院となる。
- 同居の次女は持病のため、自宅で介護することは困難。

〈在宅医療移行時の患者本人の意向〉

- もともと、買い物も料理も自分でしていたので、自分で行いたい。
- 普通の食事がしたい。
- 自宅で自由に生活したい。

## 〈支援のポイント〉

- 患者本人、家族を含めた関係者、多職種チーム内での本人の意向の共有と方針の統一。緊急時対応の確認。
- 管理され、やりたいことを制限されるばかりの生活ではなく、本人らしく生きられるよう、やりたいことや、できる可能性のあることは叶えられるように支援する。
- 身体状態、病状の安定と患者本人の「食べたい」という願いを、より安全に実現できるように多職種で支える。
- 食事は患者本人が主として準備できるようにプランを立て、食事形態や摂取法など患者自身で行うにはリスクのあるところを管理栄養士・言語聴覚士・訪問介護・デイサービスで連携して、観察や指導、助言ができる体制とした。

## 〈導入されたサービスと関わった職種〉

ケアマネジャー、訪問診療（在宅医＆看護師）、訪問ヘルパー、言語聴覚士、管理栄養士、訪問歯科医師（歯科医師＆歯科衛生士）、訪問看護（訪問看護師）、社会福祉士、福祉用具、配食サービス

## 〈各専門職・サービスの役割〉

### ケアマネジャー

　患者本人の意向と家族の不安を聞き、リスクを最小限に抑えて希望を叶え、日常生活が送れるように医療・介護双方の専門職をつなぎ、サービスを調整。

### 在宅医

　患者の想いを尊重し、「禁止」ではなく本人らしく生きられるよう医学的管理を行う。食支援を行う専門職の相談に乗り、指導を行う。

### 訪問ヘルパー

調理を自分でしたいと望む患者の昼食の調理サポート。調理の準備や後片付けなど行う。

### 言語聴覚士

安全に食べられるよう摂食・嚥下機能訓練を行う。安全に食べられるような姿勢、食べ方なども指導。

### 管理栄養士

食形態の確認や作り方の指導、栄養が十分にとれているかなどを管理。

### 訪問歯科医師

口腔ケア、義歯の管理、調整。

### 訪問看護師

全身状態のチェック、食事や生活、療養上の悩みの相談者。

### 社会福祉士

たんぽぽクリニックへの転院の調整。そして、たんぽぽクリニックから自宅療養への退院支援。

### 配食サービス

飲み込みやすい嚥下食の食事を毎夕配達。

〈経過〉

抗がん剤治療が奏効して、びまん性大細胞型B細胞リンパ腫は寛解、2カ月に1度の経過観察となりました。自宅での食支援も退院後から1年経過した現在まで、誤嚥や窒息することなく行えています。食形態も普通食になりました。

現在のサービスは、デイサービスが週3回、訪問診療、訪問歯科はともに週1回、訪問栄養指導は2週に1度のみ。買い物や調理、お茶のとろみ付けなど、自身で行えるようになったため、訪問介護は不要に。摂食・嚥下機能自体に問題がなくなったため、言語聴覚士による訪問リハビリも一旦休止しています。

| | 月 | 火 | 水 | 木 | 金 | 土 | 日 |
|---|---|---|---|---|---|---|---|
| 04:00 | | | | | | | |
| 06:00 | | | | | | | |
| 08:00 | | | | | | | |
| 10:00 | | デイサービス | | 訪問歯科 | デイサービス | | |
| 12:00 | 訪問介護 | | 訪問介護 | 訪問介護 | | 訪問介護 | 訪問介護 |
| 14:00 | 訪問診療 | | 訪問栄養指導 月2回 | 訪問看護 | | | |
| 16:00 | | | 訪問看護言語聴覚士によるリハビリ | | | | |
| 18:00 | 配食サービス | 配食サービス | 配食サービス | 配食サービス | 配食サービス | 配食サービス | 配食サービス |
| 20:00 | | | | | | | |
| 22:00 | | | | | | | |
| 24:00 | | | | | | | |
| 02:00 | | | | | | | |
| 04:00 | | | | | | | |

図4 食支援のスケジュール例

　今では食べ過ぎで体重増加が課題になっていることもあり、訪問栄養指導は継続。食べること以外に、デイサービスでの他の利用者との交流も生きがいになっていて、「カラオケで大きな口を開けても義歯が落ちることがないように」との患者さん本人の希望もあり、訪問歯科診療は引き続き利用しています。

　本人が安全に自立して生活できていることで、同居中の次女も不安なく自身の生活を送れています。

　今後再発や状態悪化の可能性もゼロではありませんが、今は心身ともに調子が良く、とても大切な時間を過ごせています。

〈食支援　多職種チームサポート、ここがポイント！〉

● **食支援は究極のACP**

　老衰の人、パーキンソン病患者、がん患者と疾患によって食べる支援の形は異なりますが、食支援の前提になるのはACP（アドバンス・ケア・プランニング）です。「食べられなくなったとき、どうしたいか？」という問いの先に食べる支援はあります。「食べられなくなったとき」とは、命の限りが見えてきたときです。患者さんやご家族、そして医療従事者が、患者さんの死に向き合って初めて、「どうしたいか？」が出てきます。ACPであるという意識を持って、支援に臨みましょう。

● **食支援は究極の多職種連携**

　食支援は、１つの専門職だけではできません。医科、歯科、リハビリ、栄養など多様な専門職が１つのチームになって関わらなければ実現できません。これほど多数の専門職が関わらなければ実現しない支援は他にありません。普段から多職種連携ができていなければ、食支援は難しいでしょうし、食べる支援を通して多職種連携のスキルを磨けます。

● **食事はとれているか？　の視点を持つ**

　患者さんの活動性が落ちてきたときにリハビリで筋力をつけて身体機能の回復を図ろうと考えますが、「活動に必要な栄養がとれているのか？」という視点は見逃しがちです。食事はとれているのか？　とれていないとしたら、原因は食事形態にあるのか、義歯や虫歯などの口腔内か、それとも摂食や嚥下機能に問題があるのか、それとも調理をする人に問題が発生したのか……など、食事や栄養状態まで考えるクセを持ちましょう。

● **絶食診断のための検査はやめよう**

　絶食の診断を下すための検査なら、しないほうがいい場合があります。ただし、嚥下内視鏡検査（VE検査）による検査結果で、食べられないと診断されても、食べる支援はそれで終わりではありません。今の状態をベースに、どのような幸せなプランを提案できるかがケアマネジャーをはじめとする多職種の力の見せ所です。その人にとっての最善の生き方を患者さんと多職種チームが一緒になって考えます。

## ⊙「神経難病患者」のケース

**症例紹介**

65歳男性、要介護5、妻と同居、筋萎縮性側索硬化症（ALS）

- 長年会社員として働きながら、登山やスポーツなどの趣味を楽しむ多忙な日々を送っていたが、51歳の頃に体に違和感を感じ、受診したところALSの診断を受ける。
- 内服治療など試みたが病状は進行し、寝たきりの状態となり、53歳のときに胃ろう造設と気管切開を行い、57歳のときに人工呼吸器を装着した。
- 発症時から在宅医療や在宅サービスを利用して自宅で療養し、レスパイト入院（介護者の休養を目的とする入院）も定期的に行っている。主介護者は妻。成人した子どもが2人いる。

〈患者本人と家族の意向〉

本人：子どもには迷惑をかけず、妻の介護を受けながら自宅での生活を続けたい。妻の介護ができなくなれば自宅以外での療養になるのも仕方ない。

妻：　夫と同様で子どもには介護の負担はかけたくない。介護は自分がするが、身体的に負担が大きくなっているので、在宅介護が継続できるようサポートをお願いしたい。

〈やりたいこと〉

　友人との交流。登山。外出。訪問スタッフと日常的な会話、世間話といった交流。

- 医療的ケアが生命に関わるため、医療系サービスと他サービスとの連携は不可欠。医療・介護サービスだけでなく、福祉や行政サービスで利用できるものを見つける。
- 介護負担を軽減するために多くのサービスを入れたいと考えても、医療保険給付の訪問看護では、同日に１事業所しか入れないなど制度上できないこともあるため、司令塔であるケアマネジャーを中心にそれぞれの職種がケアマネジメントを考える必要がある。
- 医療サービスや障害福祉サービスとの連携を図りつつ、心身状態の安定を図り、緊急時の対応を決めておく。
- 年単位の長期間にわたる自宅介護に伴う家族の心身負担軽減。
- 寝たきりになったとしても患者本人の生きる意味、生きがいを支える。

〈導入されたサービスと関わっている職種〉

ケアマネジャー、訪問診療（在宅医＆看護師）、
訪問介護、訪問看護（訪問看護師）、
訪問リハビリ（作業療法士・理学療法士）、
訪問マッサージ（鍼灸マッサージ師）、
訪問入浴、薬剤師、訪問歯科（歯科医師＆歯科衛生士）、
保健師、難病コーディネーター、
障害福祉サービス（重度訪問介護）、
レスパイト受け入れ医療機関、福祉用具貸与

〈役割と連携のポイント〉

- 清潔に暮らしたい、２日に１回は入浴したいと言う患者本人の希望に応えるため、毎朝のケアと週３回の訪問入浴を実施。訪問へ

ルパーによる毎朝のケア時に医療的管理が行えるよう、同じ時間帯で訪問看護も導入。看護師とヘルパーで、医療的管理・ケアの分担をして、協働しながら安全にケアできるようにプランニング。

- 日中は、妻の介護負担を軽減する目的もあり、複数のサービスが導入されているが、訪問看護が医療保険になるため、同日に2事業所の訪問看護ステーションは入れないという利用制限がかかる。訪問看護はA事業所から毎日の訪問を行っているため、B事業所の訪問看護ステーションの訪問リハビリは入れないのだ。そこで、リハビリは医療機関から訪問してもらい、訪問リハビリには介護保険を利用することで、この問題をクリアした（医療機関からの訪問リハビリは介護保険が優先になるため）。

- 夜通し、痰の吸引や体位交換といった介護が必要になる。当初は妻が夜間の介護も行っていたが、障害福祉サービス（重度訪問介護）を導入。

- もしも、妻が何かの理由で介護できない場合も、1日のトータルケアが行える職種を作っておく必要がある。例えば、夜間介護を行う重度訪問介護のヘルパーに、週1回だけは朝のケアに入ってもらうというように、今、すぐ必要な役割でなくても、いざというときスムーズに対応できるよう、訓練としてのプランも組み込む。

- 行政や保健師らとの情報共有や相談支援により、妻を含めた本人の生活全体を支える。

- 在宅医は、患者が会話や歩行が可能な頃から関わり、患者本人、妻だけでなく、子ども、親族とも話し合いを続けてきた。胃ろう造設、気管切開、そして人工呼吸器の装着とステージが進むときには、これからどう生きたいのか、どこでどう療養するのかなどACPを常に行ってきた。患者から希望があれば、禁止するのではなく、どうやれば実現できるのかを多職種チームとともに検討し、外出支援の際には医療サポーターとして同行している。

- レスパイト先の医療機関は、病院主治医である脳神経内科医がいて、検査や治療は病院主治医が主体。レスパイトからの退院時には退院前カンファレンスを持ち、病院主治医・在宅主治医で情報交換を行っている。

《経過》

　病気が進行して、患者さん本人は目の動きと文字盤だけで意思を伝えているような状態ではあるものの、年に数回は外出を楽しんでいます。それも登山であったり、野球場でのプロ野球観戦であったり、本人が昔から大ファンだった超人気歌手のコンサート会場での音楽鑑賞など、とてもアグレッシブな外出です。最初は「人工呼吸器や吸引器、ストレッチャーでどうやって外出をするのか？」とケアマネジャーや主治医、ヘルパー、理学療法士、作業療法士の間で頭を悩ませ、不安の中での外出支援でしたが、経験を重ねる中で多職種チームも成長し、今では患者さんからの次の外出リクエストを楽しみにしているくらいです。

　「患者さん本人の生きがいづくり」、「生きがい支援」と、「奥さんの心身の負担軽減の支援」の両輪を数多くの専門職と機関が支え、自宅療養が10年以上継続できています。

| | 月 | 火 | 水 | 木 | 金 | 土 | 日 |
|---|---|---|---|---|---|---|---|
| 04:00〜06:00 | 重度訪問介護 | 重度訪問介護 | 重度訪問介護 | 重度訪問介護 | 重度訪問介護 | 重度訪問介護 | 重度訪問介護 |
| 08:00 | | | | | | | |
| 10:00 | 訪問看護／訪問介護 | 訪問看護／訪問介護 | 訪問看護／訪問介護 | 訪問看護／訪問介護 | 訪問看護／訪問介護 | 訪問看護／訪問介護 | 訪問看護／訪問介護 |
| 12:00 | | 訪問マッサージ | | 訪問マッサージ | | 訪問入浴／訪問看護 | |
| 14:00 | 訪問リハビリ | 訪問診療 | 訪問リハビリ | 訪問診療 | 訪問リハビリ | | |
| 16:00 | 訪問歯科 | 訪問入浴／訪問看護 | 訪問服薬指導 | 訪問入浴／訪問看護 | 訪問服薬指導 | | |
| 18:00 | | | | | | | |
| 20:00 | | | | | | | |
| 22:00 | | | | | | | |
| 24:00〜04:00 | 重度訪問介護 | 重度訪問介護 | 重度訪問介護 | 重度訪問介護 | 重度訪問介護 | 重度訪問介護 | 重度訪問介護 |

図5　難病患者さんのスケジュール例

〈神経難病患者への多職種チームサポート　ここがポイント！〉

● **医療・介護・地域・行政、使えるものは何でも巻き込む！**

　介護をするご家族の負担を軽減するために、ぜひ行政にも相談を。前例がないと断られても、患者さんの現状を伝えるなど熱心に陳情すれば、「初のケース」となり、今後同様のケースの道を拓くことになります。災害時の対応も、保健師や民生委員、隣人など地域の人も巻き込んで計画を立て、予行演習をしておきましょう。

● **障害福祉サービスの知識を増やそう**

　障害福祉制度を活用すると患者マネジメントが広がります。レスパイト先を探す際にコミュニケーションがとれないことがネックになり、受け入れてもらえないことがありますが、普段、患者さんの介護をしている重度訪問介護のヘルパーをレスパイト中にコミュニケーションスタッフとして利用できるという制度の知識があるだけで問題を解決できます。

● **患者さんが生きがいや役割を感じられる支援をしよう**

　神経難病は認知機能は保たれているのに、体が徐々に動かなくなるという残酷な病気です。失うものばかりの日々の中で、患者さん自身の役割や生きがいを感じられるような支援をしましょう。外出支援のような大きなものでなくても、毎日のケア中の普通の会話が患者さんの喜びになります。誕生日のお祝いや季節行事などを一緒に楽しめる方法がないかチームで考え、実践したいものです。

重度訪問介護とは

　重度訪問介護とは、障害福祉サービス制度の1つで障害支援区分4以上の人が利用可能です。24時間連続介護が可能な制度ですが、利用時間に関しては市町村が患者さんの障害程度などを考慮して決定します。

　このサービスを利用していた人が入院した場合、障害支援区分6の患者さんに限り、入院先の医療機関でも引き続き自宅に来ていたヘルパーを月の支給決定時間の範囲内で利用可能です。患者さんが病院の職員と意思疎通を図るうえで必要な支援などができ、病院との連携のもとに行います。

　介護保険との併用もできるので、重度障害を持つ患者さんのマネジメントにはぜひとも利用の検討を。

## ▶ 「独居で認知症患者」のケース

**症例紹介**

83歳、女性、要介護1、障害高齢者の日常生活自立度[※1]J2、
認知症高齢者の日常生活自立度[※2]Ⅱa、独居　アルツハイマー型認知症

- アルツハイマー型認知症の診断を受け、アリセプト®内服中。認知症専門病院には年1回受診、近所のかかりつけ医には月1回受診している。
- 1年前に夫が亡くなり、それ以降は独居生活だが、近所に住む次女が毎日訪問して見守りや生活の支援をしている。また毎週末、市内に住む長男が宿泊して見守っている。
- 日常生活動作（ADL）は自立だが、短期記憶の低下があり、管理的なことや日常生活上の決定に支援が必要。
- もともと社交的な性格だったが、夫の介護を機に外出や趣味の和裁を控えるようになり、高齢でミニバイクの運転をやめてから、ますます活動範囲が狭くなった。次第に家に閉じこもるようになり、1日横になって過ごす生活を送っている。

※1　障害高齢者の日常生活自立度（寝たきり度）

| | | |
|---|---|---|
| 生活自立 | ランクJ | なんらかの障害などを有するが、日常生活はほぼ自立しており独力で外出する<br><br>1. 交通機関などを利用して外出する<br>2. 隣近所へなら外出する |
| 準寝たきり | ランクA | 屋内での生活はおおむね自立しているが、介助なしには外出しない<br><br>1. 介助により外出し、日中はほとんどベッドから離れて生活する<br>2. 外出の頻度が少なく、日中も寝たり起きたりの生活をしている |
| 寝たきり | ランクB | 屋内での生活はなんらかの介助を要し、日中もベッド上での生活が主体であるが、座位を保つ<br><br>1. 車椅子に移乗し、食事、排泄はベッドから離れて行う<br>2. 介助により車椅子に移乗する |
| | ランクC | 1日中ベッド上で過ごし、排泄、食事、着替えにおいて介助を要する<br><br>1. 自力で寝返りをうつ<br>2. 自力では寝返りもうてない |

※判定にあたっては、補装具や自助具などの器具を使用した状態であっても差し支えない。

※2 認知症高齢者の日常生活自立度

| ランク | 判断基準 | 見られる症状・行動の例 |
|---|---|---|
| I | なんらかの認知症を有するが、日常生活は家庭内および社会的にほぼ自立している。 | |
| II | 日常生活に支障をきたすような症状・行動や意思疎通の困難さが多少みられても、誰かが注意していれば自立できる。 | |
| II a | 家庭外で上記IIの状態がみられる。 | たびたび道に迷うとか、買い物や事務、金銭管理などそれまでできたことにミスが目立つなど |
| II b | 家庭内でも上記IIの状態がみられる。 | 服薬管理ができない、電話の対応や訪問者との対応など1人で留守番ができないなど |
| III | 日常生活に支障をきたすような症状・行動や意思疎通の困難さがみられ、介護を必要とする。 | |
| III a | 日中を中心として上記IIIの状態がみられる。 | 着替え、食事、排便、排尿が上手にできない、時間がかかる。やたらに物を口に入れる、物を拾い集める、徘徊、失禁、大声・奇声をあげる、火の不始末、不潔行為、性的異常行為など |
| III b | 夜間を中心として上記IIIの状態がみられる。 | ランクIIIaに同じ |
| IV | 日常生活に支障をきたすような症状・行動や意思疎通の困難さが頻繁にみられ、常に介護を必要とする。 | ランクIIIに同じ |
| M | 著しい精神症状や問題行動あるいは重篤な身体疾患がみられ、専門医療を必要とする。 | せん妄、妄想、興奮、自傷・他害などの精神症状や精神症状に起因する問題行動が継続する状態など |

※1・2とも厚生労働省の介護保険認定資料より引用

〈在宅サービス導入時の患者本人・家族の意向〉

本人：和裁も好きなので、やりたいな、したらいいな、と頭では思
　　　うのに、やる気が起こらない。子どもに迷惑をかけないよう
　　　に生活したい。
次女：父はがんで亡くなったので予後や経過がわかりやすかった
　　　が、母の場合は違うので戸惑っているし不安。認知症にどの
　　　ように接したらいいのかわからない。

〈患者本人が好きなこと、やっていたこと〉

　元来じっとしていられない性格で、仕事をしながら子育てをし、
数多くの趣味の活動もしてきた。高齢になってからは公民館やサロ
ンの体操教室に通い、地域社会と交流もあった。手芸・編み物・洋
裁・和裁・料理が得意。

〈支援のポイント〉

● 患者本人ができることや得意なことを活かした活動を通して、認
　知症の進行を予防し、活動性や意欲の回復を図る。
● 本人の心身の状態を維持しながら、できるだけ長く自宅で生活で
　きるように、生活リズムを整え、自分で考えたり、役割を感じた
　りすることができる機会をつくる。
● 適切な支援のために、本人の生活史や想い、家族からの情報を聞
　き、チームに共有しておく。
●「進行する病気であること」や「本人が自分の想いを伝えられなく
　なるときがくる」といったことを考慮して、比較的元気な頃から
　将来のことを本人や家族と話しておく。
● 認知症家族の会を紹介するなど、家族には認知症への理解を深め
　てもらい、介護をする家族の心身両面をサポートする。

● 病気が進行したときにスムーズに利用できるように、訪問看護や
　ショートステイに早い時期から導入して、慣れてもらう。


〈導入されたサービスと関わった職種〉

ケアマネジャー、デイサービス（デイサービススタッフ）、
地域専門医、かかりつけ医、認知症家族の会、
訪問看護師、ショートステイ、


〈各専門職・サービスの役割〉

ケアマネジャー

　患者本人とその家族の気持ちを汲み取り、各職種に情報を共有し
てケアの方針に沿って各種サービスを調整。

デイサービス

　運動することでリフレッシュしたり、身体能力維持を目指し、レ
クリエーション活動では、患者本人が得意なことを行うことで自信
を回復させて、活動性や意欲を向上させる。

　入浴支援をすることで家族の介護負担を軽減させるとともに、身
体状況を把握する。

地域専門医

　専門医による認知症の診断と経過観察。

かかりつけ医（外来）

　治療薬の定期処方と日常的な健康管理。

認知症家族の会、デイサービススタッフ、ケアマネジャー

　家族支援として、今起きている問題の対応法や精神的なケア、将
来起こりうることの情報や対処法、準備することなど伝える。

訪問看護師、ショートステイ

　家族の介護負担軽減、認知症がさらに進行したときの準備として導
入。

〈経過〉

　家族支援として、デイサービスで患者さん本人が上手にできたことなどを送迎時にスタッフがご家族に伝えることで、「母には、まだこんなにできることがある」と安心してもらったり、家族会で同じ不安を持つ人と悩みや情報を共有したりして精神的にサポートするとともに、ショートステイの利用で肉体的な負担も軽減するようなサポートを続けました。その結果、次女の毎日の訪問、長男のお泊まり介護は継続され、1年経過した今も独居で暮らしています。本人は、デイサービスに通い出したことで自宅にこもることもなくなり、得意の手芸が称賛されることで、自信を取り戻して本来の快活さが戻ってきました。デイサービスの餅つき大会では、餅をつくなら法被（はっぴ）が必要と言って、スタッフのための法被を作るために自ら採寸をし、自宅で裁縫をして仕上げるほど、元気を取り戻しました。

| | 月 | 火 | 水 | 木 | 金 | 土 | 日 |
|---|---|---|---|---|---|---|---|
| 04：00 | | | | | | | 長男宿泊 |
| 06：00 | | | | | | | |
| 08：00 | | | | | | | |
| 10：00 | デイサービス | | デイサービス | | デイサービス | | |
| 12：00 | | | | | | | |
| 14：00 | | 訪問看護 | | | | | |
| 16：00 | | | | | | | |
| 18：00 | 次女の訪問 | 次女の訪問 | 次女の訪問 | 次女の訪問 | 次女の訪問 | 次女の訪問 | 次女の訪問 |
| 20：00 | | | | | | | |
| 22：00 | | | | | | 長男宿泊 | |
| 24：00 | | | | | | | |
| 02：00 | | | | | | | |
| 04：00 | | | | | | | |

図6　認知症で独居の人のスケジュール例

〈認知症患者への多職種チームサポート、ここがポイント！〉

● **認知症患者さんは、がん患者さんより時間がない!?**

認知症は早期発見、早期対応が肝心です。認知症患者さんは、がん患者さんより時間がありません。病気が進行して話せなくなる前に、BPSD（認知症周辺症状）が悪化する前に、ご家族が不安に押しつぶされないように、早く病気を見つけて、早く人生会議をしましょう！　BPSDが悪化してからでは、精神科入院や施設しか選択がなくなってしまう場合が多いからです（人生会議については第7章で説明）。

● **認知症患者さん本人を置き去りにしたプランを考えない**

認知症患者さんの場合、介護負担がサポートのテーマになるため、ご家族の主張や都合を優先してしまいがちですが、患者さん本人を置き去りにしないことが重要です。あくまでも患者さん本人がどうしたいか、何を思っているかを聞き出し、それを中心にすること。ご本人が生きている意味を見出し、役割の復活や獲得ができるケアプランを、ケアマネジャー任せにすることなく、多職種みんなで考えましょう。患者さんが、人とつながっていられる環境づくりをすることも大切。デイサービスは1つの手段で、地域につながる他の方法があればそれで十分な場合もあります。

● **病気を受容できるような支援を取り入れる**

認知症とわかったとき、ご本人もご家族も今後どうなるのか、生活はどうなってしまうのかという不安と混乱に陥るので、受容できるように病気の説明や利用できる公的支援・サービスなどの情報提供、ご家族の精神的な支援、認知症を理解するための教育的支援といったサポートを多職種で連携しながら続けましょう。そして、精神的なケアや適切な介護などの助言がもらえるよう、地域の中核病院などの専門機関や専門職につながっておくことも大切です。

● **先を見越した、先手のケアプランを**

自宅での生活を継続させるため、安定時だけでなく、悪化時の受け入れ先や生活サポートを医療と介護の専門職が連携して考えておきましょう。先を予測した支援として、今必要がなくても、将来的に必要になるショートステイや訪問看護などを早めに導入しておけば、症状が悪化して必要となったときも抵抗なく利用してもらえます。また、ご本人が判断したり、権利を主張できないため、虐待や劣悪な介護を受けたり、消費者被害に遭うリスクが高く、成年後見制度が必要になる場合もあるとことを忘れずに。

## ● 「独居での自宅看取り」のケース

**症例紹介**

63歳、男性、要介護2、肺がん末期、予後1カ月

- 賃貸アパートの2階に住み、生活保護の被保護者。両親は既に他界し、未婚のため家族はいないが、仕事を通じた友人が2人いる。
- 61歳のときに右上葉肺がん末期の診断され、化学療法を受けるが合併症が出たり、右腸骨、両側副腎、肝臓などへの転移が見つかったり、がんの進行は止められなかった。
- 63歳春頃から、急激に痩せはじめ、主治医は内服による治療をやめて、緩和ケアへの移行が妥当と考えるも、本人への詳しい病状や予後は未告知の状態で、たんぽぽクリニックに紹介があった。
- 日常生活の動きで息切れが起こり、がん関連痛で背部痛や腰痛も現れ、1人での生活に支障が出始めている。

〈患者本人の意向〉

- だんだん体がだるくなってきたが、長年住み慣れた家なので、できればこの家での生活を続けたい。
- どうしてもというときは、入院も仕方がないと思うが、点滴など受けないで自然に楽に過ごし、できれば自宅で亡くなりたい。

〈気になっていること、しておきたいこと〉

- 賃貸アパートのため大家（オーナー）に迷惑をかけてはいけないと思っているが、できるだけ長く自宅で過ごしたい。
- 自分が亡くなった後、2人の友人だけには連絡してほしい。借りていた懐中時計を返したい。

● 自分の遺骨は、両親と同じ墓に入れてほしい。


〈支援のポイント〉

● 介護や生活の支援、患者本人に代わる意思決定などを頼める身寄りがいないため、医療・介護の専門職だけでなく、行政や友人・知人、大家まで含めた多職種チームを結成する。現在の生活や介護、人との交流から、死後の手続きまでに必要なことやケア方針をチーム内で共有し、それぞれの役割と支援を分担する。
● 訪問診療では疼痛緩和を図り、自宅で穏やかに過ごせる時間を作るようにする。
● ケアマネジャーは司令塔として、次の３つのポイントには特に配慮する。
　①毎日の安否確認体制や、状況が変化したときにはタイムリーにチームに情報共有できる体制を構築する。
　②状態変化に応じた迅速なサービス変更や介護保険の区分変更申請（要介護度を変更するための申請）などを行う。また、支援する人がどう感じているか、チームとして円滑に動けているか、不安はないかといった確認や調整も適宜行う。
　③介護保険サービス、医療保険サービスと区別せず、連携して切れ目のないケアが行えるよう調整し、またその視点を持ってケアプランを考える。
● 患者本人には「安心できているか」、「気持ちの変化はないか」、「家財処分の方法」、「連絡してほしい人」、「他に希望はないか」などを何度も確認し、意向確認の作業を丁寧に行う。
●「人に支えられている」と思ってもらえるような支援を心がけ、友人に連絡をとり、多職種チームの一員となってもらう。

〈導入されたサービスと関わった職種〉

ケアマネジャー、訪問診療（在宅医＆看護師）、
訪問介護（ヘルパー）、訪問看護（訪問看護師）、
訪問入浴、訪問服薬指導（薬剤師）、福祉用具貸与、
市役所福祉課職員、友人、新聞配達人、大家

〈主な職種や関係者の役割〉

### ケアマネジャー

　医療・介護の専門職だけでなく、市役所の福祉課職員や大家、新聞配達員、友人、さらには疎遠になっていた親戚まで連絡をとり、患者本人の意思を伝えて理解を得て、支援の協力を取り付けた。司令塔として、支援を行う専門職、非専門職の負担やストレスに気を配りながら、垣根なく連携がとれるように連絡や報告をまめに行う。

### 在宅医

　とにかく本人が楽なように疼痛コントロールを徹底して行い、患者本人の想いに寄り添って食事がとれなくなっても点滴をすることなく、最後のいい時間が過ごせるように医学管理を行う。

### ヘルパー・訪問看護師

　医療保険の訪問看護と介護保険の訪問介護で、医療的ケアと生活支援の役割をそれぞれ担いながらも、褥瘡処置で2人体制が必要な場合は、ヘルパーの訪問時間に訪問看護が合わせて訪問するなどの協働もする。

### 友人・新聞配達人・大家

　「自宅で亡くなりたい」という希望を理解し、大家もそれを了承。新聞配達員は朝の安否確認役を担ってくれ、2人の友人もこまめに訪問しては、昔話をして時間をともに過ごす。

　市の福祉課にケアマネジャーが相談に行くと、疎遠になっている親族がいることがわかりました。独居の自宅での看取りの場合、後から知った親族が問題にすることもあるため、連絡をとり、現状と患者本人の気持ちを話したところ、交流が復活しました。また、「死後に連絡を」と言われていた友人にも連絡をとると、喜んで頻繁に訪問してくれるようになったのです。専門職の支援も必要ですが、このような本人の友人・知人による交流は、「自分は1人ではない」と思ってもらうための大切な支援です。

　「新聞は、誰がいつ取りにいくか？」、「ゴミは、誰がどこにどう捨てに行くのか？」など、体力の低下とともに本人ができなくなることが増えるため、独居生活を支えるためのケアプランは、日々変わっていきました。新聞は、結局、安否確認も兼ねて、配達する人が枕元まで毎朝届けてくれることになり、ゴミ捨ては、ヘルパーがするにしても地域のルールがあるため、ヘルパーのいる時間帯に捨ててもよいことなどを、民生委員を通して地域に許可をもらいました。

　さらには、本人が亡くなった後、「家財の処分や葬儀費用を市の福祉課が負担してくれるのか？」といった死後のことも、ケアマネジャーが福祉課で相談して段取りをつけ、患者の心配を解消していったのです。

　訪問サービスも朝・昼・夜と頻回に入りましたが、本人も関わるスタッフや友人たちも「誰もいないときに1人で亡くなっていてもいい」という本人の覚悟を共有し、了承していました。食も細くなりましたが、点滴も受けなかったため吸引も不要で、本人は住み慣れた家で1カ月ほどを穏やかに過ごし、介護ヘルパーが訪問している時間帯に息を引き取りました。

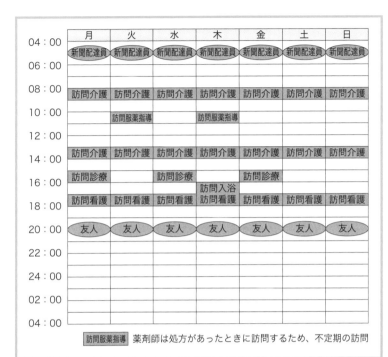

| | 月 | 火 | 水 | 木 | 金 | 土 | 日 |
|---|---|---|---|---|---|---|---|
| 04:00 | 新聞配達員 | 新聞配達員 | 新聞配達員 | 新聞配達員 | 新聞配達員 | 新聞配達員 | 新聞配達員 |
| 06:00 | | | | | | | |
| 08:00 | 訪問介護 | 訪問介護 | 訪問介護 | 訪問介護 | 訪問介護 | 訪問介護 | 訪問介護 |
| 10:00 | | 訪問服薬指導 | | 訪問服薬指導 | | | |
| 12:00 | | | | | | | |
| 14:00 | 訪問介護 | 訪問介護 | 訪問介護 | 訪問介護 | 訪問介護 | 訪問介護 | 訪問介護 |
| 16:00 | 訪問診療 | | 訪問診療 | | 訪問診療 | | |
| | | | | 訪問入浴 | | | |
| 18:00 | 訪問看護 | 訪問看護 | 訪問看護 | 訪問看護 | 訪問看護 | 訪問看護 | 訪問看護 |
| 20:00 | 友人 | 友人 | 友人 | 友人 | 友人 | 友人 | 友人 |
| 22:00 | | | | | | | |
| 24:00 | | | | | | | |
| 02:00 | | | | | | | |
| 04:00 | | | | | | | |

訪問服薬指導 薬剤師は処方があったときに訪問するため、不定期の訪問

**図7　独居での自宅看取りスケジュール例**

〈たんぽぽ先生の連携ポイント！〉

　独居で自宅での看取りを希望する患者へ多職種チームでサポートするには、下記のことがポイントになります。

●**患者さん抜きの多職種チームでの話し合いを持つ**

　まず、多職種チームだけで会議をして、「日常生活」、「医療的ケア」、「看取り」、「死後の葬儀や家財処分」など、各フェーズに分けて、課題や必要な支援を確認しましょう。経済的に自立しているか、生活保護の被保護者か、持ち家か借家かによって、連携するべき機関や人が異なるので、注意が必要です。

　また、独居での自宅看取りの場合、「家族には連絡してくれるな」という場合が多いのですが、連絡を取ると交流が復活して、本人の心の支えになることが多々あります。「死んだら連絡して」と言っているご家族がいる場合、本当にそれでいいのかどうか、多職種で十分悩んで話し合って、

対応を考えること。このような場合、患者さんの希望が、患者さんにとって最善とは限らないのです。

● **地域の人をチームに巻き込む**

同居の介護者がいないため、新聞の受け取りやゴミ出しなど、些細な家事の担当が必要になってきます。ゴミ出しは地域とのトラブルになりやすいので、民生委員や町内会長、近隣の人などにも声をかけ、相談して協力を得るようにしましょう。社会福祉士が多職種チームにいれば、地域や行政との連絡や調整を任せられます。

● **「自分は1人ではない」と思ってもらえる支援をしよう**

独居ではあっても、「自分は人に支えられている」、「孤独のままに死んでいくのではない」と思ってもらえるような支援を心がけましょう。

● **独居の看取りを可能にする3つの要件をクリアすること**

独居の看取りを可能にするには3つの要件をクリアする必要があります。

① 本人が強く希望し、ご家族や親族も了承している

② 点滴などの医療を最小限にする

③ 亡くなるときに、誰かがそばについていなくてもいいことを本人も介護者も理解、納得していること

自宅看取りであっても、入院・入所ができる場所を確保しておく

独居でありながら、自宅で亡くなりたいと希望する患者さんの意思決定支援は慎重に行わなければなりません。

まずは、「1分1秒でも長生きしたいのか」それとも「残りの時間を楽に過ごすほうがいいのか」を尋ねてみましょう。もし、前者であるなら、入院を勧めます。後者であるなら、亡くなるときをイメージしてもらえるように話をします。「亡くなるときには誰もそばにいませんよ、誰にも看取ってもらえませんよ、それでも構いませんか？」と尋ねてみて、それでもいいから自宅で亡くなりたいというのであれば準備を進めていくのですが、ここで1つポイントがあります。

それは、患者さんが不安になったときのために入院できる医療機関、入所できる施設を確保しておくということです。終末期の意思決定支援で肝心なのは、「一度決めたことでも変えていい」というもの。気持ちが変わっても「心配しなくても大丈夫ですよ」と患者さんに言ってあげられるよう、いろいろなパターンを考えて準備しておきます。これは、独居の方だけでなく、自宅で看取りを希望される方すべてに適用すべきポイントです。

　「老々介護の人を家で看取れますか？」とよく聞かれます。老々介護で在宅医療を開始する場合、介護をする高齢のご家族に私が必ずお伝えする言葉があります。それが「何もしなくていいんですよ」ということ。独居の人でも自宅で亡くなることができるのだから、介護する方は何もしなくていいと伝えるのがポイントです。在宅医療を行う人は、独居でも看取れる在宅医療を目指さないといけないし、それができればどんな人でも家で看取れると思います。

　では、どうすれば独居の人を看取れるのでしょうか。私は独居での看取りを実現するためには、様々なサービスをプランニングして提供することは当たり前として、最低限の３つの条件があると思います。

　１つ目は、本人もご家族も自宅での看取りを望んでいること。本人もご家族も自宅での看取りを望んでいることはまず最低限の条件です。望んでいなければ、病院や施設を検討すべきでしょう。

　２つ目は、点滴や胃ろうなどの人工栄養をせずに自然な看取りを行うこと。人工栄養を亡くなる直前まで続けると、体で処理できなくなり、吸引が必要になります。吸引が必要になると本人も体がつらくなるばかりか、吸引ができる人がそばにいなければならなくなり、独居ではなくなります。ですから、亡くなる前は人工栄養をせずに「口から食べられるだけ、食べる」という自然な看取りが独居の条件になると思います。

　３つ目は、亡くなる瞬間を誰かが見ていなくていいということを理解しておくこと。これは３つの中でも最も重要だと思います。日本人の多くが息を引き取る瞬間を、誰かが見届けなければならないと考えています。しかし、一番大切なことは、本人が楽に逝けることで、亡くなる瞬間をそばで見守ることではないと思うのです。息を引き取る瞬間を見届けようとするから、ご家族は何日もそばについて、ひと時も目を離すわけにはいかないとがんばってしまいます。そのために、自宅での看取りはできないと諦めるご家族もいるくらいです。しかし、実は病院でも施設でも実際は見ていません。心電図モニターをつけていれば別ですが、見回り時に息を引き取っていたと発見することのほうが多いと思います。

　「亡くなる瞬間は見なくてもいい」という認識が一般的になれば、看取りの文化も変わると思います。何よりご家族が一番安堵されるでしょう。多死社会を迎え、これから独居の人の看取りは増えていくと思いますが、亡くなる瞬間を誰かが見ていなくていいということを、あらかじめ本人やご家族、関わる多職種の方にも説明して納得してもらえたら、独居の人でも家で看取ることができると思います。

専門職のスキルが上がると、
地域の在宅医療のニーズが高くなる!?

　私は在宅医療や介護の専門職を対象にした研修会などで、「地域の専門職が在宅医療のスキルを上げると、その地域の在宅医療のニーズが高くなる」とお話ししています。

　がんの末期患者さんが「退院して自宅に戻りたい」と言っても、その地域のケアマネジャーや訪問看護師、病院医師や退院支援スタッフなどの専門職の、在宅医療に関する知識やスキルが乏しければ、「そのような状態で家に帰れるわけがないですよ」と反対することでしょう。よく知らないから地域住民に対して「在宅医療と介護サービスを活用して、自宅で療養しましょう」という提案もできません。専門職が提案しないのですから、その地域の住民は在宅医療の良さを知る機会もなく、そもそも自宅で療養できると知らないために要望すら挙がりません。

　しかし、地域の専門職が在宅医療のニーズやスキルに長けていたら、患者さんの状態や介護力に合わせた在宅医療と介護サービスを導入して、患者さんは自宅へ戻ることができます。専門職から「自宅に戻って療養もできますよ」と提案されるので、地域の人は在宅医療の良さを知ることができます。自宅で療養できるとわかると、入院患者さんにも「家に帰って、こんなことがしたい」という希望が生まれ、「退院して自宅に戻りたい」とご家族や主治医に言えるようになるのです。

　このように地域の在宅医療のニーズを引き出すには、まずその地域の専門職のレベルを上げる必要があります。たんぽぽクリニックでは、開業当初から地域の専門職とともに質の高いケアを学ぶ機会を持ちたいと考え、地域の専門職向けに無料の研修会を何度も開催してきました。今でも「流石 Cafe WorkShop」という講師の話とグループワークを中心とした研修会を月1度ぐらいのペースで開いています。

　研修会は知識やスキルを高めると同時に参加者同士の親睦にもなり、顔だけでなく、考え方も理解しあえる関係作りの場になっています。

 地域内に多職種チームを作る！

# 第6章

『食支援』は究極の
多職種連携です！

「スパゲッティ症候群」という言葉を聞いたことがあるでしょうか。延命のために点滴や酸素のチューブ、心電図の電極コードなど、たくさんの管を身体に取り付けたまま亡くなっていくことを言います。

市民向けの講演会などで、「どういう亡くなり方が理想ですか？」と参加者に尋ねると、「身体にたくさん管をつけたまま死ぬのはイヤ！　あのスパゲッティなんとかっていう……」とほぼ確実に言われます。理想的な亡くなり方はわからなくても、避けたい亡くなり方のイメージはお持ちのようです。

『食支援』は、この避けたい亡くなり方である「スパゲッティ症候群」の対極にある亡くなり方をするためにあると言えます。「亡くなるその日まで、好きなものを食べられてよかった……」と見送った人が目に涙を浮かべながらも、微笑んで語るような亡くなり方です。

市民向け講演会で、「人生の最後の日まで、好きなものを食べたい人は？」と尋ねると、ほぼ全員が挙手をして"YES"と答えますが、「食支援」ではこれを目指すのです。


## 「最期まで、食べたい！」を、 チームみんなで叶える


「食支援」とは、文字通り「食べる支援」、口から食べるための訓練やケアに取り組むことです。在宅医療を選択する患者さんの多くは、もう既に食べらない、もしくは近い将来食べられなくなる方です。今、口から食べられていても、誤嚥性肺炎を起こして入院すると、肺炎が治っても、再発を危惧する主治医から絶食指示が出ることがほとんどでしょう。食事の代わりに点滴やIVH（中心静脈栄養法）などの輸液か、胃ろうや経鼻チューブによる経管栄養になってしまいます。

これが治療の一環で、快復する見込みのある患者さんならば、患者さんもがんばって耐えるでしょうが、快復の見込みがないとした

ら……、食べたいものを口にすることなく、このまま点滴や経管栄養を受け続けて最期を迎えてしまうことになります。

　たんぽぽクリニックの食支援は、だいたいこの状態から始まります。ここから、多職種で連携して「人生の最後の日まで、好きなものを食べる」を目指すのです。

　そんなことが可能なのか？　と思われるかもしれませんが、可能です。たんぽぽクリニックでは既に100例近い実績があります。

　この食支援を行うには、医師、言語聴覚士、歯科医師、歯科衛生士、管理栄養士、理学療法士、作業療法士、看護師、調理師、ケアマネジャー、介護士と多ければ11種、最小チームでも医師、歯科（歯科医師か歯科衛生士）か言語聴覚士、管理栄養士が緊密に連携を取らなければ行えません。どれか1つの職種だけでは不可能な支援なのです。

　各職種がどのような働きをするのか、簡単に紹介します。

## ⊙ 食べる能力の評価や訓練

**医師**

　嚥下内視鏡検査（VE検査）を実施するなどして、患者の嚥下能力を評価。絶食にするかどうかの指示を出す。

**歯科医師**

　医師と同様に嚥下内視鏡検査（VE検査）を実施し、患者の嚥下能力を評価。口腔内の異常のチェック、虫歯や歯周病の治療、義歯の調整などをして、「食べられる口」を作っていく。

**歯科衛生士**

　歯科医師の診療補助のほか、歯科医の指示のもと、歯石除去などの口腔ケアを行う。

**言語聴覚士**

　摂食・嚥下機能を検査、評価したり、摂食・嚥下機能訓練を行っ

たりする。

管理栄養士

　医師の指示や言語聴覚士と相談のうえ、料理にとろみをつけたり、ムース状にするなどして患者が食べられる食形態（嚥下や咀嚼能力に合わせた形態）の食事を作る。

調理師

　食事メニューを摂食可能な食形態にするだけでなく、味も、見た目にも美味しそうな一品に仕上げる。

## ◉ 患者の生活と食支援をバックアップ

ケアマネジャー

　食支援の目的を理解したうえで、ケアプランを調整する。

看護師

　食支援を受けることができるように、全身状態をチェック、管理する。

介護士

　生活全般のサポート、管理栄養士や言語聴覚士から指導を受けて、食事を作る。

理学療法士、作業療法士

　安全に食べるための姿勢づくり、箸やスプーンなどの補助具の検討。

家族

　専門職からアドバイスを受けて、調理したり、食べさせたりして、患者との良い時間を過ごす。

食支援を開始する前に３つの前提条件があると私は考えています。

① 嚥下内視鏡検査 (VE検査) を、食べることに前向きに取り組むための検査にすること。
② 患者の「食べたい気持ち」を尊重し、家族を含めた多職種チームで、食べられるように方針を統一していくこと。
③ 食べる取り組みを行う前に、医療を最小限にすること。

## ① 嚥下内視鏡検査 （ VE検査）を、食べることに前向きに取り組むための検査にすること

〈検査は何のために行うのか？〉

特に医師にお願いしたいことですが、嚥下内視鏡検査（VE検査）を「食べられない」ことを確認するために行わないでいただきたいということです。「嚥下機能が弱っているのはわかった、では、どうすれば、この患者さんの食べる楽しみを奪わずに済むだろう」と前向きに考えていただきたいのです。医師１人で判断するのではなく、その時点で他の専門職と話し合ってみてください。摂食や嚥下のリハビリや、食形態の話などいろいろと提案が出てくるはずです。

たんぽぽクリニックで、まだ多職種で行う食支援という取り組みがなかった頃の話です。「どうしても寿司を食べたい」というイレウス（腸閉塞）の患者さんの希望に応えるために、吸引器を患者さん宅に持参して、患者さんに寿司を食べてもらった、という医師がいます。イレウス状態の患者さんですから、飲み込むことはできますが、そこから先に食物を流すわけにはいかないので、患者さんが舌

で寿司を味わったら、即、吸引して取り出す……ということをしたのです。「なんという荒技！」と思われるでしょうが、それでも患者さんは念願の寿司が味わえたと大変喜びました。

　リスクがあるからと安易に絶食指示を出すのではなく、患者さんの「食べたい」という気持ちに応えるために、このくらいの発想の転換と実行力を持っていただきたいと思います。

## ② 患者の「食べたい気持ち」を尊重し、家族を含めた多職種チームで、食べられるように方針を統一していくこと

　食支援だけでなく、すべての多職種連携に言えることではありますが、患者さんのやりたいことを叶える支援に対して、チームの全員が「どうやれば、叶えられるか」という姿勢で臨まなければ叶えられません。チームのうち1人でも「危険だから、やめよう」と言ってしまえば、支援自体が行えなくなるのです。それだけにチーム内の『方針の統一』は大切です。

　「リスクがあるから、ダメ！」と禁止するのは簡単です。リスクを理解しながらも、どうやればリスクを回避して、患者さんの「食べたい」、「やりたい」ということを実現させていくのか。今までもお話ししたように、患者さんが安心し、満足できる在宅療養生活を送ることが多職種チームの目指すところだとするならば、チームの目的は「患者さんの生きがい」を支援すること。リスクがあるから禁止と考えるのは専門職としての視点であって、多職種チームとしては「患者さんの生きがいを支援することにある」という方針を今一度、介護をするご家族も含めて全員で確認しておくことです。

## ③ 食べる取り組みを行う前に、医療を最小限にすること

　見逃されがちなのですが、食支援を行う前に胃ろうからの注入や輸液は中止するか、可能な限り絞ることです。「口腔内に唾液があふれて、吸引が必要なくらいなのに食べる取り組みなんて、できるはずがない」という患者さんは、実は注入量や輸液量が多くて、身体で処理できないために痰や唾液となってあふれている可能性があります。

　また、「嚥下機能に問題はないけれども、食欲がないから、食支援は必要ないだろう」と思われる患者さんも、注入や輸液で満腹になってしまい、食欲がなくなっている可能性があります。

　注入量や輸液量を最小限にして唾液を適量にすれば、唾液も飲み込めますし、口腔内を適度な湿潤状態にすれば食べられるようにもなります。そのためにも医師が医療を最小限にする必要があります。

## 医療を最小限にすれば、
## 亡くなる直前まで食べられる

〈その患者さんは本当に食べられないのか？〉

　私が在宅医として参加した、退院前カンファレンスでの話です。患者さんは91歳の男性で、もともと心不全で胸水が溜まっていたのですが、誤嚥性肺炎を起こして入院。その後、経口摂取ができなくなったために胃ろうを造設し、現在は1日に1,500mLの注入が行われているとのことでした。「発声や嚥下機能には問題なく、喀痰吸引も必要ないけれど、本人に食べる意欲がほとんどない」と病院の主治医から病状報告を受けたとき、私はすぐさまこう言いました。「先生、この患者さん、食べられますよ！」。

　喀痰吸引が必要ないということは、唾液を飲み込めているということです。そのうえ、発声や嚥下機能には問題がないというのですから、食べる意欲がないのは、胃ろうからの注入量が多くて満腹のため

に食欲が湧かないのだと考えたのです。続いて私は「一度、注入をやめるか減量すれば、この患者さんは食べられると思いますよ」とも伝えました。すると主治医は「この方は計算上では、必要水分量はまだ足りていないので……」と難色を示されたのです。

　大事なことは、「必要水分量ではなく、患者さんの身体が水分をどの程度処理できるかなのに……」と思ったのですが、さすがに口にはしませんでした。その代わり「自宅に戻ったら、いったん胃ろうからの注入量を減らして食べる取り組みをするので、入院中に少しでも注入量を減らして食欲を上げてみてください」とお願いしました。

　カンファレンスの後でご家族にお話を聞いたところ、その患者さんは入院前から食事量は徐々に減ってきていたものの、食べたいものは食べられていたのだそうです。さらにご家族からは、男性の意思を尊重して延命治療は望まない、食べられるだけ口から食べて、自然に看ていきたいとも言われました。ご家族のこの想いを聞いて、そもそも胃ろうを造設したことに意味があったのだろうか……と複雑な気持ちになりました。

　その後、男性の病室に伺うと笑顔で握手をしてくれ、食べたいものの話をしてくれたのです。この様子を見て、「この方は自宅に戻ったら、必ず食べられるようになる」と確信しました。


　私が考える「食べられるか、食べられないかの判断基準」をどうすれば病院の先生方に伝えられるのだろうか……と悩んだ末に「食べられる患者さんを見極めるフローチャート」というものを作ってみようと思い立ったのです（図8）。

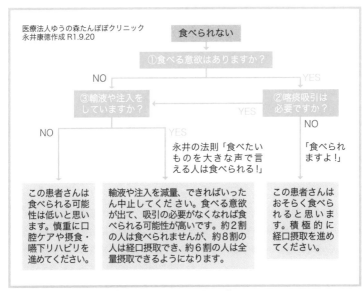

**図8　食べられる患者を見極めるためのフローチャート**

　このフローチャートには基本の3つの質問があります（図8）。

**〈質問〉**

① 食べる意欲はありますか？　　　YES・NO

② 喀痰吸引は必要ですか？　　　　YES・NO

③ 輸液や経鼻チューブ、胃ろうなどの経管栄養を行っていますか？

YES・NO

**イ・①がYESで②がNOの人**

→ おそらく食べられます。経口摂取を積極的に行ってください。

**ロ・①と②がYESの人、または①がNOで②がYESの人**

→ 輸液や注入を減量、中止すると食べる意欲が出てくる可能性が
　あり、吸引が不要になれば経口摂取もできると思われます。たん
　ぽぽクリニックの食支援データでは、1日1,000mL程度の輸液

や注入でも食欲がなくなることがわかっています。

ハ・①と②がNOの人、②がYESで③がNOの人
→ 経口摂取の可能性は低いと思われます。

　食べられない人であっても、ハの場合以外の人は医療を最小限にすれば、食べられる可能性が十分あるのです。
　そして、このフローチャートとは別に「食べたいものを大きな声で言える人は、食べられる」という判断基準もあります。そのような人を何十人も見てきたため、私は「永井の法則」と呼んで判断の基準にしているのですが、「そんなことをされたら自分たちの仕事がなくなる」と当院の言語聴覚士には渋い顔をされていますが……。

## 永井の法則
食べたいものを大きな声で言える人は、食べられる！

　このフローチャートは、当院が行ってきた食支援のデータを根拠にしています。


〈「人工栄養のみで絶食」という人の6割は全量摂取できる〉

　たんぽぽクリニックは開院から15年間は在宅医療専門クリニックとして運営してきましたが、2016年に入院病床をつくり有床診療所になりました。そして、急性期病院から食支援目的で患者さんを紹介されるようになったのです。
　ある急性期病院から、2016年7月から2019年4月の間に紹介された患者さん29人について調査したところ、食支援目的は21人（72％）で、残り8人（28％）は看取りのための転院という割合でした。末期がんや神経難病の方もいましたが、8割は誤嚥性肺炎後の廃用症候群です。当院に転院するまでは全員、絶食で人工栄養を

受けていて、7割の人に喀痰吸引が必要でした。そして身体拘束を受けている方も多数いました。

　食支援目的で入院された21人の患者さんの平均年齢は87.0歳、その人たちがたんぽぽクリニックに転院するまでの輸液量や注入量は平均1,028 mLでした。それが、当院に入院後、輸液や注入量を大幅に減らすか中止すると、8割もの人がなんらかの形で経口摂取が可能になり、なんと6割の人は経口でほぼ全量摂取できるようになったのです。なお、食支援で入院した人のうち38％は最終的に病床看取りとなりましたが、62％の人は自宅に戻ったり、施設入所となり退院しています。

　高齢者が誤嚥性肺炎になった場合、再発を恐れて主治医は絶食指示を出しがちです。絶食指示を出し、点滴や経管栄養を続けて、喀痰吸引をする……、これは最期の瞬間まで治し続けようとする医療です。しかし、食支援は患者さんの死に向き合い、治療を最低限に絞ることがスタートラインなのです。人工的な栄養補給を中止して、患者さんに食べる意欲が戻ったら、多職種チームで患者さんが食べたいものを食べられるように支援していけば、その人は最期の日まで好きなものを食べられます。

　多死社会を迎えるにあたり、治し続けて最期を迎える医療だけでなく、医療従事者も患者さん・ご家族も死に向き合い、患者さん自身がどのような最期を迎えたいと思っているのかということに思いを馳せる医療が普及されることを祈るばかりです。

　ちなみに、先ほどのカンファレンスの男性ですが、病院主治医が胃ろう注入をいったん中止する提案を受け入れてくれ、注入をやめると経口での全量摂取が可能になって退院しました。この方にも「永井の法則」が当てはまったようです。

## 食支援は、患者さんの死に向き合うこと

　「食」支援は「食べること」を実現させるための支援ではありますが、一方で患者さんの死に向き合うことでもあります。

　たんぽぽクリニックでの実績から、摂取できる食事や水分量（点滴、栄養注入量含む）で、あとどれくらい生きられるのかという予後は予測可能です（図9）。

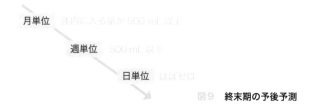

　　　月単位　　体内に入る量が500 mL以上

　　　　週単位　　500 mL以下

　　　　　日単位　ほぼゼロ

図9　終末期の予後予測

### 〈経口摂取での予後予測〉

① 持続的に経口摂取ができなくなった

　　水分摂取量が1日500 mL以上 → 予後は月単位（1カ月以上）

② 水分摂取量が1日500 mL以下 → 予後は週単位（1カ月以内）

③ 水分摂取量がほとんどできない → 予後は日単位（1週間以内）

　本来であれば、口から食べられなくなった時点で、その人は人生の最終段階（終末期）に入ったことになります。しかし、主治医もご家族も「死なせたくない」、「死に向き合いたくない」という思いから、輸液や経管栄養を続けます。ただ、身体機能は低下しているため、摂取した水分を処理しきれずに痰や浮腫となって患者さんを苦しめることになります。

痰が口の中や気管にあふれるということは、水の中で溺れているのと同じ状態で、呼吸ができずに大変苦しい状況です。そこで、痰の吸引が必要になるのですが、吸引を受ける患者さんが体をよじって嫌がる様子からわかるように、これも大変苦しい医療行為なのです。

　このまま医師もご家族も死に向き合えないでいると、酸素吸入が下がれば酸素吸入器を、心臓が弱れば強心剤を……と延命治療が続き、スパゲッティ症候群となって最期を迎えることになってしまいます。

　多くの人が避けたいと願うスパゲッティ症候群は、「死」に向き合えない医師とご家族が生み出していると言えるのです。

　口から食べられなくなる時期は、死を意識し、残された時間をどう生きるのかを考えるタイミングなのです。そのため、たんぽぽクリニックでは、在宅患者さんに対しては初診か初診から少したってから、必ず次の質問をするようにしています。

　「もしも今後、口から食べられなくなってきたら、どうしたいですか？」。

　ほとんどの患者さん、ご家族ともはじめは「何の話？」という受け止め方で、「考えたこともない」と言われることも多々あります。初診時に、こうしたいからと言ったからといって、実際に食べられなくなったらその通りにするわけではありません。しかし、「口から食べられなくなる」というのは、終末期への大きな転機です。

**〈非がん患者のターミナル期の定義〉**
持続的に経口摂取ができなくなったとき

胃ろうや経鼻チューブで栄養をとるのか、中心静脈栄養法（IVH）や末梢点滴などの輸液を行うのか、それとも医療的な処置をすることなく自然に看て、食べられるものだけ口にしていくのか……。食べられなくなったときに何を選択するかによって、どういう亡くなり方をしていくのかが違ってくるからです。

　食べられなくなってから慌てて考えるのではなく、前もって少しずつ考えていただきたいために初診の段階でまず1回、聞いておきます。初診時ならば、「このクリニックはこういうことを聞くところなのか」と思ってもらえるので、その後も尋ねやすくなるのです。こういった話の積み重ねが、いずれ終末期の意思決定支援にもつながっていきますので、この方法はお勧めです。

　ところで、「食べる取り組みを始める前に、医療を最小限にすること」と先ほど説明しましたが、ご家族の中には「そんなことをしたら死期を早めてしまうのではないか」と悩む方もいらっしゃいます。そのため、食支援を始める前には、必ずご家族や場合によってはご本人にも、次の4つのことをお話しして理解を得るようにしています。

### 〈点滴や注入の中止をご家族に納得してもらうための4つのポイント〉
① 死に向き合うこと
② 既に身体で水分を処理できなくなっていることを理解してもらうこと
③ 最期は患者本人を楽にすることを最優先すること
④ 最期まで食べる支援をすること

### 〈① 死に向き合うこと〉
　ご家族、そして意識のしっかりしている患者さんの場合は本人にも、限られた命であることを伝えます。食べられないから死ぬのではなく、死ぬ前だから食べられなくなってきていることを理解して

もらうのです。ご家族や場合によっては患者さん自身が死に向き合っていなければ、どれだけ説明しても平行線のままです。そのため、医師はもとより、患者さんに関わる専門職が患者さんの死に向き合うことです。

### 〈② 既に身体で水分を処理できなくなっていることを理解してもらうこと〉

　加齢に伴い、腎機能をはじめとする身体機能が低下しているため、水分の処理が十分にできません。そのため、点滴をしても体外に排出されずに体内にとどまることになり、むくみや痰・唾液の増加につながります。むくみで体は重だるくなり、増えた痰や唾液で呼吸困難に陥らないように喀痰吸引が必要になるなど、体の負担が増えるばかりです。このことをしっかり説明し、点滴や注入をしないほうが本人は楽に過ごせることを理解してもらいます。

### 〈③ 最期は患者さん本人を楽にすることを最優先すること〉

　ご家族としては1秒でも長く生きていてほしいと望みます。点滴で元気になるならもちろん行いますが、逆に本人を苦しめるとしたらどうでしょうか。ご家族の気持ちはもちろん理解できますが、患者さん本人が苦しんでいたら本末転倒でしょう。「最期は楽にして過ごしてもらう」という方針をご家族に納得してもらい、関わる専門職とも共有しておくことです。

### 〈④ 最期まで食べる支援をすること〉

　点滴をしなければ、喀痰吸引の必要もありません。喀痰吸引の必要がないということは、唾液程度なら飲み込めるということです。患者さんが食べたいというものを食べられる形態にして、食べられる量だけ口からとるという支援を行いましょう。点滴をしなくても、好きなものを口にしているというだけで、患者さんもご家族も大変満足するものです。

もちろん、点滴をしないことが目的ではありません。点滴をする選択肢ももちろん説明しますが、この4つのことを説明すると納得されやすく、ほとんどの患者さん・ご家族は、点滴をしない自然で楽な最期を選択されます。

　どうしても点滴を続けてほしいと希望されるご家族には、患者さんにつらい症状が出ないように量を調整しながら点滴を開始し、徐々に減量して最後は200mL以下にします。これくらいの量であれば、むくみや痰が出ることはほとんどありません。

　ご家族の気持ちも大切ですが、ご家族も患者さんが苦しむことを望んでいないはずです。患者さんとご家族が最期に納得できるように、どのような選択になっても患者さんに関わる多職種チームは、ご家族と一緒に迷いながら、寄り添っていくことが大切だと思います。


## 終末期でも口から食べる支援を諦めない！ 余命1週間から復活した91歳

　89歳の妹さんと暮らす91歳の男性がいました。男性は認知症を患っていましたが、自分のことはなんとかできていました。ある日、息をすることがつらくなり、病院を受診したところ、肺炎から心不全を起こしているということで、そのまま入院になりました。

　経口摂取をすると肺炎になる恐れがあることから、絶食となり、栄養は末梢点滴で、薬は経鼻胃管チューブでの投与となったのです。痰による肺炎を予防するために、喀痰吸引も行われていました。男性は、痰の吸引時に抵抗したり、点滴の管を自ら抜いたために、両手にはミトンをはめられ、抑制されました。11月上旬に入院した男性は、同月の下旬には心不全の上、腎不全も発症し、あと1週間から10日の命……と宣告を受けたのです。

認知症の方がたどるコースとしては、特別なことではなく、「まあ、そんなものかな」と思ってしまうかもしれません。むしろ、このまま病院のベッドの上で息を引きとる以外の選択肢があるのか？とも思われるかもしれません。

　でも、この男性、サトシさんの人生はここでは終わりませんでした。余命1週間余と言われてから1カ月後に迎えたお正月に、なんとサトシさんは好物の寿司を自身の手で口から食べ、大きなジョッキでビールを堪能していました。
　サトシさんをここまで回復させたものは何だと思いますか？

　余命1週間余となったサトシさんは、看取りのためにたんぽぽクリニックの病床に転院してきました。入院直後のサトシさんは、目は閉じているものの、声をかけると頷いたり、声を出すなど反応してくれました。主治医は、サトシさんの妹さんと、担当ケアマネジャー、ヘルパーと今後の方針について話し合い、そこで妹さんは「本人が楽に逝けることを最優先してほしい」との意向を示されたのです。

　点滴も経鼻胃管チューブも抜き、食べられるだけ口から食べて、自然に看取る……との方針でサトシさんを看ていくこととなりました。
　点滴を止めれば、過剰な水分がなくなるため痰も減り、吸引の必要はありません。点滴も経鼻胃管チューブも外したので、サトシさんが暴れる原因はなくなり、ミトンや抑制帯で拘束する必要もなくなりました。医療処置をやめたら、身体拘束もやめられたのです。
　「せめて口から食べられるだけでも、食べていただきましょう」ということで、サトシさんの摂食・嚥下機能訓練が始まりました。言語聴覚士による訓練だけでなく、口腔内の乾燥や汚れがひどかったために口腔ケアにも力を入れました。
　寝たきりだったサトシさんは、ベッドギャッジアップ20度で中

粘度のとろみ茶から経口摂取を開始し、サトシさんの意向や体調に合わせて食形態をアップしていきました。

そしてなんと、訓練開始1カ月後には座って、自らお箸やスプーンを使って全粥・ムース食を食べられるようになったのです。

自らお箸やスプーンを使って食事ができるようになったサトシさんに「何が食べたい？」と伺ったところ、「お寿司が食べたい！」と即答されました。そこで、サトシさんのために厨房の調理師が腕を振るい、プライベート寿司屋を開店することになりました。

サトシさんに適した食形態はムース食ですから、鯛やサーモンなどの寿司ネタになるお刺身と寿司飯のムース食をそれぞれ作りました。それらを桶に並べ、サトシさんが食べたいというお寿司を、サトシさんの目の前で板前が握るという本格的寿司屋を、病床を食堂にして開店させたのです。サトシさんは、食べたい寿司を注文し、「クーーーッ」と唸るように首を左右に振りながら、ビールを大きなジョッキから飲み干していました。

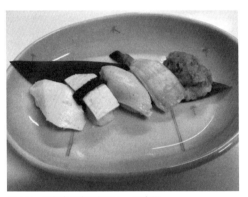

図10　お刺身と寿司飯のムース寿司

その後、サトシさんは退院して自宅に帰り、今まで通りに妹さんと暮らすことになりました。1年ほど自宅で過ごした後、自宅で穏やかに亡くなりました。

もしも、サトシさんが点滴も経鼻胃管チューブを取らずに、あのまま病院のベッドで過ごしていたら、両手にミトンをつけ、抑制帯をつけたままで宣告通りに1週間後に亡くなっていたかもしれません。サトシさんの明暗を分けたのは、①妹さんがサトシさんの死を受け入れ、自然に看ていくという選択をしたこと、そして②終末期であっても、口から食べる支援を諦めなかったことにあります。

　終末期をどう過ごすのか、その選択肢を患者さん本人やご家族に示すのは医師の仕事です。医師が患者さんの死から目を背け、医療による延命だけを考えていては、患者さんもご家族も延命以外の選択肢を選べません。だからといって、他の専門職が何もしないでいい、何もすることがないわけではありません。「自然に看ていくという選択肢があること」への理解を深めること、そして点滴などの医療処置を行わず、自然に看ていくことになっても、「何もしない」のではなく、「口から食べられるだけ食べる」ための支援が必要なことを知っておいてほしいと思います。

　「延命をせずに、食べられるだけ食べて、自然に看ていくこと」と、「もうすぐ亡くなるのだから何もしない」ことは、全く別です。人生最後の時間だからこそ、点滴や投薬といった医療処置を行うことに終始するのではなく、その人らしく過ごせることに医療・介護関係者は努力する必要があるのです。

　医療は人の命を救うもので、医療従事者は、病気や怪我を治すことを大切にしています。しかし、日本は超長寿社会になってもなお、治療すること、生きながらえることを優先してしまい、人としての尊厳が二の次になっているように感じることが多々あります。

　「終末期であっても口から食べる取り組みをする」ということは、今後、日本人の看取り文化や価値観を変えることにつながっていくと私は考えています。

ゆうの森には、食支援のための多職種チームが２つあります。１つは、医師・歯科医師・歯科衛生士・言語聴覚士・管理栄養士が中心の「たんぽぽドルチェ」、もう１つは、医師・主任ケアマネジャー・管理栄養士・調理師が中心の「たんぽぽクックラボ」です。

　ドルチェでは、「最期まで食べる」、「本人の食べる権利を大切にする（安易に絶食にしない）」、「本人が食べたいものを美味しく食べる」を目標に掲げ、摂食・嚥下リハビリや、口腔ケア、歯科治療が必要な患者さんの情報を共有し、治療やケア方針を統一して関わるようにしています。

　クックラボは、入院患者さんへの毎日の食事作りを担いながら、嚥下食の開発にも力を入れています。病床開設と同時に誕生したのですが、厨房を単なる調理部門にするのではなく、患者さんの状態や要望に合わせた美味しい嚥下食を開発する部門にしたいと研究室（laboratory）を意味する、ラボという言葉を使いました。開発したメニューはクックパッドで公開していて、ゆうの森のホームページ（http://www.tampopo-clinic.com）からご覧になれます。またkanau（かなう）プロジェクトといって、入院患者さんの人生の思い出のメニューを提供する取り組みもしています。

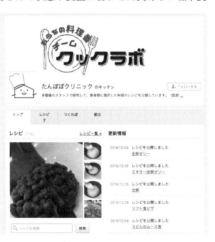

## 在宅患者さんを集めるノウハウ

　開業当初、県内には在宅医療専門クリニックがなく、在宅医療そのものも認知されていませんでした。患者さん0人からのスタートでしたが、20年たった今では在宅患者さんは600人を超えます。

　在宅医療が認知されていない地域で在宅医療を立ち上げた経験が他に2例あります。①宮城県気仙沼市での東日本大震災の復興支援と、②年間3,000万円の赤字を出し続ける旧・明浜町国民健康保険俵津診療所です。いずれも在宅医療を地域に普及させ、復興、診療所経営の黒字化を果たしました。

　在宅医療を3カ所立ち上げ、軌道に乗せてわかったことは、在宅医療の興し方はどんな環境や場所であろうと同じだということです。そのポイントは6つ。

**在宅医療ニーズを広げるポイント**

① 在宅医療のシステムを構築する

② 在宅医療のニーズを拾い出す

③ 在宅医療のニーズを広げる

④ 地域専門職との連携とネットワークの構築

⑤ 地域資源を育てる

⑥「生き方と逝き方」を提案する

　⑥については本書を通してお話ししています。①は第1章最後のコラム（p.8）、②～⑤は第5章の最後のコラム（p.104）に通じています。どんな地域でも在宅医療のニーズは必ずあります。ニーズがないのは、在宅医療

のことが知られていないからです。まずは、患者さんとつながっている居宅介護支援事業所や訪問看護ステーション、病院の地域医療連携室などを直接訪問して認知活動を行いましょう。在宅医療でどのようなことができるのか、そして自院の得意分野を直接伝えるのです。私自身、開業当初から、状況によっては今でも連携先に足を運びます。研修会の告知チラシやニュースレターの配布も認知活動の一環として、郵送ではなく、あえて事務スタッフが一軒一軒訪問して手渡しています。

そして、紹介された1人の患者さんを大切に診ていくのです。自宅での様子をまめにフィードバックし、お看取りとなった場合はその様子も報告します。すると、また1人、1人と紹介が続きます。患者さんを集める方法に王道はなく、こうした地道な取り組みが信用を生み、信頼関係を築き、「ここなら、大切な患者さんを任せられる」と紹介につながっていくのです。

**患者さんを集める3つのポイント**

① 自院の地域での認知度を上げる

② 紹介してもらった1人の患者さんを大切に診る

③ 報告や連絡をしっかり行い、信頼関係を構築していく

# 第7章

## 多職種連携と『人生会議』

# どの時点でもない！
# 毎日が人生会議だ！

### 〈人生会議に「タイミング」はない〉

　在宅医療を選択する人は、治らない病気や障がいを抱えています。たんぽぽクリニックの患者さんには、長い方なら開業以来20年にわたり関わる方もいますが、初診後すぐにお亡くなりになり、1日の関わりで診療離脱となった方もいます。当院の患者さんの在院日数を調査したところ、初診開始から診療離脱までの期間は平均2年でした。離脱理由は、転院や入院による離脱が若干名、数名ですが寛解によって離脱された方もいます。しかし、ほとんどの方が死亡による離脱です。このことからも、在宅医療は常に患者さんの死を意識しなければならない医療だということがおわかりいただけるかと思います。ですが私は「死」そのものよりも、「死ぬまでの時間をどのように過ごしてもらうのか」に焦点を当てるのが質の高い在宅医療だと考えています。

　患者さんには、最期までその人らしく生きていただきたいと願っています。そのためにも、残された日々をどう過ごしたいのか、どのような治療やケアを受けたいのか、患者さん自身の想いや希望を伺いたいのです。このような取り組みを「ACP（アドバンス・ケア・プランニング）」と呼び、近頃は、『人生会議』という愛称をつけて厚生労働省も実施を推奨しています。

　しかし、在宅医療の現場からは「どの時点で"人生会議をしましょう"と患者さんに言い出せばいいのか、タイミングがわからない」という声をよく聞きます。タイミングもさることながら、人生会議を開いたとして、「Aさん（患者さん）は、これからどんな治療やケアを受けたいですか？」とか、もう少し柔らかく「これから、どこでどんなふうに過ごしたいですか？」と問われて、Aさんは本当の気持ちを

伝えることができるのでしょうか。それどころか、Aさん本人ですら、自分の本当の気持ちや願いに気づけていないかもしれません。

　在宅医やケアマネジャー、ご家族が自宅に集まってきて、「さぁ、あなたの気持ちを聞かせてください」というやり方では、人生会議の本来の目的を果たせるわけがないのです。

　私の人生会議のやり方ですが、私は毎回の診療の中で人生会議を行っています。患者さんに会って話を聞くたびに、「これは人生会議だ」と考えて、患者さんの話や気持ちを聞くのです。患者さんの何気ない話に耳を傾けるだけでなく、家具や調度品、飾ってある写真や額に収まっている表彰状、絵画や書などにまつわる話も伺います。それらの話の中に、患者さんの歴史や人生が詰まっているからです。この積み重ねの中で、これからどう過ごしたいのかという話を自然な会話の中で行っています。

　この話は、第3章で述べたケアプランにも通じるものです（p.27）。結局のところ、自分の専門領域の仕事だけをしていたのでは、患者さんの本当の気持ちや希望にたどり着けず、「質の高い在宅医療」からも程遠いものになってしまうでしょう。

## 多職種でつなげていく
## それぞれのピース

　そうはいっても、1人の専門職が1人の患者さんに関わる時間はたかが知れています。それに、患者さんも分別を持っているので、医師には見せない顔、伝えない想いというものがあったりします。「先生には言えないんだけどね……」と患者さんが他の専門職にこっそり言っているなんてことはよくあることです。

　だからこそ、多くの職種が関わる意味があるのです。

　看護師には看護師の関わり方、ヘルパーにはヘルパーの関わり方

があるので、患者さんも対応を変えていると考えたほうがよいでしょう。体の痛みは看護師に、生活の悩みはヘルパーに……という具合です。そうなると、各職種の持ち寄る情報が違ってきます。

「毎回の訪問が、この患者さんの人生会議である」という気持ちで患者さんと接してみてください。そして患者さんの話は、できれば話した言葉通りに記録するようにしてください。方言で話したなら、方言のままに、です。そして、患者さんのご家族に話しても差し支えのない話である場合は、ご家族にも話題を振ってみるのです。

例えば、このような感じに……。

部屋に置いてある家族写真について患者さんである80代の女性から、「娘家族が連れて行ってくれた旅行だったから、とても嬉しかった。この頃は夫も生きていて私も元気だった」という話が出たとします。娘さんが同席されていたら、そのまま娘さんも何かを話すかもしれません。同席されていなかったら、機会を見て娘さんに「この写真は、娘さんが連れて行かれた旅行なんですってね。お母さんが、とても嬉しかったっておっしゃっていましたよ」と話しかけるのです。

娘さんは自分の親孝行のことを自慢してくれたと、嬉しくて微笑んだり、ちょっと涙ぐんだりするかもしれません。普段、娘さんに優しい言葉がかけられない患者さんの場合だと、「しまった、褒めたことが娘にバレた」と少しはにかみ、バツが悪そうにするかもしれません。そして娘さんから「このときは、父と母の好物だった牡蠣をいっぱい食べさせてあげたいと思って……」とか、「このときに父が買ったお土産が、あそこに飾ってある人形で母がとても大事にしているんです」という話が出てきたりします。

こちらとしては「この患者さんの好物は、牡蠣なんだな」とか、「あそこに置いてある埃をかぶった古い人形には、そういう思い出があったのか」と患者さんについて知る機会になります。こういう

情報もしっかりと記録しておくのです。

そして、患者さんと娘さんにとっては、家族の歴史を再確認、再認識する機会になります。親子で記憶が違っていて、「あぁだったよ」、「いや、こうだったよ」と言い合いになったりもしますが、それがいいのです。

第三者が話を振らなければ、振り返らなかったかもしれないご家族の思い出やエピソードを思い出してもらい、新たに認識してもらう機会になります。そのときには気づけなかったこと、今だから言えることなどが出てくるかもしれません。このようなやりとりを通して、家族間でも自然に"人生会議"を行うことができるのです。

そして、患者さんの心身状態や病状が変わり、多職種カンファレンスが必要になったときには、各職種は専門分野からの意見だけでなく、それぞれが得た情報も持ち寄ります。自分が知らなかった患者さんの一面や過去を知ることになると思います。それぞれに得た患者さんの想いのピース（かけら）を持ち寄ってつなぎ合わせていけば、患者さんをより深く理解できるはずです。そこから導き出される患者さんの人生観・価値観に思いを馳せて今後の治療やケアの方針を話し合っていくのです。

〈結果ではなく「プロセス」が大事〉

人生会議とは「答えを出すこと」ではなく、「プロセス」です。答えに至るまでの話し合いや悩み、考えた過程に意味と価値があります。

どれだけ悩んで考えて、話し合って決めたことであっても、ご家族はあとから「あの選択で本当に良かったのだろうか……」と後悔するものです。そんなときに「あれだけ一緒に悩んで、考えて決めたことだから、これで良かったんですよ」と声をかけ、ご家族の心の負担を少しでも軽くできるような関わり方をしたいと私は心から願っています。

だから、毎日が人生会議。毎回の訪問をルーティンワークではなく、この人とご家族のことを知るかけがえのない時間として、患者さんとご家族に向き合っているのです。


## 最善は一人一人違うからこそ、その人にとっての最善を全力でサポートする

　人生の最後の日々をどう過ごしたいかは、人によって全く違います。それゆえに必要な医療やサポートも違います。たんぽぽクリニックで診させていただいた対照的なお２人のケースを紹介したいと思います。


### 〈苦しまずに楽に枯れるように逝きたい〉

　48歳のサトミさん（仮名）は、大病院の外科病棟で看護師長を務めていました。順調にキャリアを積んできた彼女は看護師長として、病院の医師や看護師、そして多くの患者さんからも慕われる存在でした。外科病棟では、がんの手術後に再発し、死ぬまで抗がん剤治療を受けるといったような、文字通り闘病の末に病院で亡くなっていく患者さんを大勢見てきました。

　しかし、皮肉なことにサトミさん自身が進行性の乳がんであることが判明したのです。それでもサトミさんは最先端の治療を受けながら勤務を続けていましたが、がんは全身に転移し、死を覚悟しなければならない時がきてしまいました。

　サトミさんは、最期を自宅で迎えたいと希望しました。両親を早くに亡くし、１人っ子で兄弟もなく、独身のサトミさんは一軒家を建てて暮らしていたのですが、その自宅で残された時間を過ごし最期を迎えるということは「独居での看取り」を意味します。そこで、友人や職場の後輩看護師たちがローテーションを組んでサトミさん

を看ることになったのです。

　自宅に初めて訪問診療に伺ったとき、私はサトミさんからこんなことを言われました。「先生、お願いが1つだけあります。点滴をせず、枯れるように逝かせてください」と。そこで私が「わかりました。点滴はせず、できるだけ苦痛がないようにしていきますね」と答えると、私の頭をなでながら「ありがとう、先生。先生に会えて良かった」と涙を流されたのでした。

　サトミさんはこれまで外科病棟で、たくさんのがん患者さんを看護された経験から、最期は点滴をしないほうが楽に過ごせることを理解していました。自宅には、病院の医師や看護師たちがひっきりなしに訪れ、最期は多くの同僚に見守られながら、希望通り自宅で息を引き取りました。

　一時的な急変時には救命のための輸液は行いましたが、本人の意思に沿って栄養補給のための輸液は行いませんでした。多くのがん患者さんの最期をみてきたサトミさんの「点滴をせず、枯れるように逝かせてください」という言葉に、とても重みを感じました。


〈1分1秒でも長く生きていたい〉

　サトミさんと同じ頃、サトミさんとは正反対の選択をされた患者さんがいました。38歳のヒデキさん（仮名）です。

　ヒデキさんは念願だったマイホームを建て、初めての子どもが生まれるのを心待ちにしていました。そんな幸せの絶頂期に、ヒデキさんに脳腫瘍が見つかったのです。そして、ヒデキさんは緊急で腫瘍の摘出手術を受けることになりました。急な事態だったため、出産を控えた奥さんは不在で、手術前に2人は言葉を交わすこともできなかったそうです。しかし手術はうまくいかず、手術後にヒデキさんの意識が戻ることはありませんでした。そして、ヒデキさんの意識がなくなった後に息子さんが生まれました。

　病院では、植物状態となったヒデキさんに中心静脈栄養と気管切

開が施されましたが、嘔吐するなど不安定な状態が続いていました。しかし、奥さんはヒデキさんに、ヒデキさんが建てた家で生まれたばかりの息子と思い出を作ってもらいたいと願い、自宅で介護しようと決心されたのです。

　自宅に戻ってきたヒデキさんには、生後６カ月の息子さんと１分１秒でも長く一緒にいられるようにと人工呼吸器以外の、在宅で可能なすべての医療を行うことになりました。奥さんは「残された時間を充実させ、子どもや家族に囲まれて、最期までヒデキさんらしく生きてほしい」と願っていたのです。

　手厚い訪問看護サービスにも助けられ、症状を良くするための様々な処置が毎日のように施されました。奥さんは在宅介護を開始された当初、病院に戻ったほうがいいのかも……と迷うこともあったのですが、徐々に介護に自信を持つようになり、ヒデキさんを自宅で看取られました。ヒデキさんと息子さん、奥さんと３人一緒に過ごした６カ月間は、ご家族にとってかけがえのない時間だったことでしょう。


## その人にとっての最善とは何か
## 多職種で支える

　在宅医療では終末期の場合、医療を最小限にして看取ることが多いのですが、決してそれだけが選択肢ではないのです。残された日々をとにかく楽に安らかに過ごしたいのか、それとも医療処置を受けて１分１秒でも長く生きたいのか……。終末期をどう生きたいかは、一人一人違います。だからこそ、ACP、「人生会議」が大切になります。


### 〈気持ちは変わっていい〉

　ただし、ACP、「人生会議」では絶対に忘れてはいけないことがあ

ります。それは、「一度決めたことでも、気持ちが変わってもいい」ということです。同じ人でも、その時の状況で気持ちが違ってくるでしょう。胃ろうをしないと言っていても、胃ろうをしたほうがいい状況になることだってあるのです。話し合って得た結果であっても、いつでも変わってもいい、何度でも変わっていいのです。

　主治医や看護師が、患者さん本人やご家族にとって揺れ動く気持ちを打ち明けられる関係であればいいのですが、そうでない場合は患者さんに関わる専門職の誰か1人でも寄り添ってあげられればいいのです。関わる専門職の誰か1人が、患者さんやご家族の気持ちの変化を感じ取ったなら、そのことに耳を傾け、主治医や看護師に橋渡しをしてあげられればいいと思います。

　一人一人、最善は違う。だからこそ、その人にとっての最善の選択ができるように寄り添い、多職種が協力して支えていきたいものです。

## 意思決定支援に重要となる
## 5つのポイント

　私は、厚生労働省の『人生の最終段階における医療・ケアの決定プロセスに関するガイドライン』（図11、p.138）の公表以前から、意思決定のうえで大事だと思う5つのポイントを提唱してきました。

　たんぽぽクリニックでは、0歳から100歳までの患者さんを診ていますが、患者さんの命に関わる重大な局面で、胃ろう造設や気管切開を行うのか、人工呼吸器をつけるか、延命治療は行うのかなど重要な意思決定支援をしていきます。そのときにどういう対応をするかが問われていると思います。意思決定支援のうえで大事だと思う5つのポイントです。

① 患者さん本人の意思が最優先で、本人が話せない場合、人生観や価値観、本人の想いを知るご家族が「本人が正常に判断できたら何と言うか、どう生きたいと思うか」を考えること。ご家族は長生きしてほしくても、その命は本人のものだから、何を望むかに思いを馳せて考えていただくのです。そして、「本人が望んでいた通りにしてあげられた」と考えるほうがご家族も楽だと思います。

② 従来は最期まで治し続ける医療が主体でしたが、現在は、国も「治す医療」から「支える医療」への転換を進めています。高齢者の中には、「もう十分生きたし、治療でつらい思いをせず、食べたいものを食べて楽に死にたい」と言う人も少なくありません。「やらない」という選択も1つの権利だと思います。一人一人最善は違うからこそすべての選択肢を提示し、正解を一緒に探すことが大切だと思います。

③ 親族の中で一番の決定権を持つキーパーソンが抜けていたり、参加していなかった人が、あとから「私はそんなこと聞いていない」と言ったりしないように。そこにいた人だけで勝手に決めるのは後悔につながります。関わるすべての人を巻き込んでいかなければならないと思います。

④ 当事者やご家族が大事な命をどうするかという大きな決断をしなければならないとき、迷うのは当然です。決断は何度変わったっていい。「悩んでいいんですよ」としっかり伝えることです。支援者は繰り返して迷って一緒に考えていく。人工呼吸器をつけないと言っていた人が急に呼吸困難になってやっぱりつけたいと言ったっていい。エンディングノートで「延命しない」と言っていた人がそのときになって延命すると決めてもいい。「前に点滴しないって言ったじゃない」ではなく、「いや、いいんで

すよ、揺れ動くのは当然です」と、何回も何十回も変わってもいいから、一緒に考えるスタンスが大事なのです。大切なことは患者さんやご家族の揺れる気持ちに寄り添うこと。「迷っていい」という声かけをしてあげてください。

⑤ 患者さんやご家族の想いに寄り添って選択を支援し、結果的に自宅で看取る場合もあれば、病院で看取る場合もあるでしょう。点滴をする場合も、しない場合もあります。家で看取った患者さんのご家族があとで挨拶に来られ、「悪くなったときに入院したほうが良かったのか？」と言われたときに、「そのときにみんなで考えて最善の選択をしたからよかったんですよ。これで正解だったんですよ」と声をかけられることが大事です。何が正解かはわかりません。ぜひ迷って一緒に考えた後に、「これでよかった」と言えるプロセスを踏んでください。つまり結果よりもプロセスが大事だということです。

**意思決定支援で大切な5つのポイント**

① 家族だけでなく、本人の意思を最優先にすること

② 考え得るすべての選択肢を提示すること

③ その時点で関係するすべての人と十分に議論すること

④ 決断に迷う当事者に寄り添い、決断は変わってもよいことを伝えること

⑤ 結果ではなく過程を大切にすること

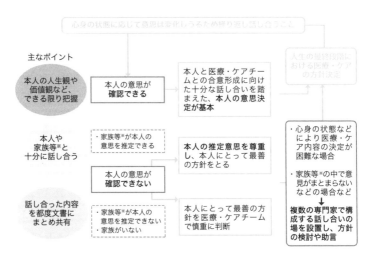

主なポイント

本人の人生観や価値観など、できる限り把握

本人や家族等※と十分に話し合う

話し合った内容を都度文書にまとめ共有

本人の意思が**確認できる**

本人と医療・ケアチームとの合意形成に向けた十分な話し合いを踏まえた、**本人の意思決定が基本**

・家族等※が本人の意思を推定できる

**本人の推定意思を尊重し、本人にとって最善の方針をとる**

本人の意思が**確認できない**

・家族等※が本人の意思を推定できない
・家族がいない

本人にとって最善の方針を医療・ケアチームで慎重に判断

・心身の状態などにより医療・ケア内容の決定が困難な場合

・家族等※の中で意見がまとまらないなどの場合など

↓

**複数の専門家で構成する話し合いの場を設置し、方針の検討や助言**

心身の状態に応じて意思は変化しうるため繰り返し話し合うこと

人生の最終段階における医療・ケアの方針決定

※本人が自らの意思を伝えられない状態になる可能性があることから、話し合いに先立ち特定の家族等を自らの意思を推定する者として前もって定めておくことが重要である。
　家族等には広い範囲の人 ( 親しい友人など ) を含み、複数人存在することも考えられる。

厚生労働省「人生の最終段階における医療・ケアの決定プロセスに関するガイドライン」における意思決定支援や方針決定の流れイメージ図（平成 30 年度版）より作成。

**図 11　意思決定支援・方針決定のフローチャート**

人生の最終段階における医療・ケアについては、医師などの医療従事者から本人・家族等へ適切な情報の提供と説明がなされたうえで、介護重要者を含む多専門職種からなる医療・ケアチームと十分な話し合いを行い、本人の意思決定を基本として進めること。

# 第**8**章

## 看取りの質を高める ために、多職種で 実践したい8つのこと

「自宅での看取り」は、今や国の政策として推進されています。理由はいくつかありますが、各種の意識調査で高齢者の８割近くが、「住み慣れた場所で最期を迎えたい」と望んでいることも大きな理由の１つでしょう。

　それにもかかわらず、日本の病院での看取り率は相変わらず80％前後で世界一と言われています。世界各国と比べても、また歴史的に見ても、病院で亡くなる割合がこれほど多い国はありません。日本は、たとえ過疎地であったとしても、ほとんどの場合は近隣の病院で最期を迎えることができるというほどに医療体制が整っています。それゆえに、病院ではなく自宅で最期を迎えるという選択をするには、よほどの「何か」がなければ難しいのでしょう。

　私は「ただ看取るだけ」という在宅医療では、患者さんは「病院を出て自宅で最期を迎えよう」と決心できないのではないかと思っています。看取りの「質」を高めること、それが自宅での看取りの普及に繋がっていくと考えています。


　そのために実践したいことを８つにまとめてみました。

**看取りの質を高めるために多職種で実践したい８つのこと**
① 患者さん・ご家族の不安を取り除く
② 患者さん・ご家族と信頼関係を築く
③ 死に向き合う
④ 痛みを取り除いて、楽にする
⑤ 医療を最小限にする
⑥ 食べる支援をする
⑦ 患者さんがやりたいことを支援する
⑧ 意思決定支援では一緒に悩む過程を大切にする

## ① 患者さん・ご家族の不安を取り除く

〈患者さんとご家族が、自宅での療養生活をイメージできるように
なるまで説明をする〉

　病院で亡くなるのが常識となっている日本で、自宅での看取りを
選択することは勇気がいることです。患者さん本人やご家族が納得
していても、親戚や知人から「なぜ、こんな状態なのに入院させない
のだ、点滴をしないのだ」と責められることもあるでしょう。病院で
あれば医師や看護師がそばにいて、何かあればすぐに診てもらえま
す。そんな安心で快適な場所を出て、自宅に戻るというのですから、
患者さんやご家族の不安が大きいのは当然のこと。だからこそ、それ
らの不安をなくすことが在宅医療の導入期には特に大事なのです。

　退院前のカンファレンスや初診前の事前説明などで、患者さんが
自宅に戻る前に不安に思っていることを聞き出し、その解決策を提
示します。そして、退院して自宅療養を始める患者さんには、"患者
さんやご家族が、自宅での療養生活をイメージできるようになるま
で説明をすること"を心がけてください。ここがスタート地点です。

## ② 患者さん・ご家族と信頼関係を築く

〈「この1回で信頼関係を築く」という覚悟で初回訪問を行う〉

　信頼関係なくして、医療や介護は行えません。終末期の患者さん
であれば、ともに死に向き合っていかねばならないのですから、な
おさらです。「信頼関係は時間をかけて築くもの」と考えている人も
多いようですが、在宅医療に移行した患者さんの場合、その時間が
ない方が多いのです。質の高いケアを行うためにも、信頼関係はで
きるだけ早く構築する必要があります。

　私は、信頼関係は一度で築けることができると思っていますし、
患者さんやご家族とも実際にそうしてきました。どうすればそんな
ことができるのか？　と職員にも不思議がられるのですが、まず
は、この1回で信頼関係を築くのだと腹を決めることです。一度目

で信頼関係が築けなければ、次の２度目はないのです。

　そして、患者さんの話をとことん聞いて、共感すること。在宅医療にたどり着いた患者さんの多くは、それまでの治療でとてもつらい思いをしてきています。その思いに耳を傾け、共感し、「この人は味方である」と思ってもらうことです。

　この１回で信頼関係を築くという強い決意と、とことん共感する姿勢で初回訪問に臨んでみてください。

## ⑶　死に向き合う

（関わる医療・介護の専門職が患者さんの死から逃げない）

　これは主治医の役割ですが、ご家族にも、そして意識のしっかりしている患者さんの場合は、患者さん本人にも、限られた命であることを伝えることです。食べられないから死ぬのではなく、死ぬ前だから食べられないことを理解してもらうのです。ご家族や患者さん本人が死に向きあっていなければ、どれだけ説明しても平行線のままです。そのためにも、まず医師や看護師をはじめ、患者さんに関わる専門職が、患者さんの死に向き合うことです。

　ただ、伝え方には細心の注意を払ってください。相手の目を見て、反応を見ながら、声や話し方、態度、話の間などを変えていくのです。紋切り型のマニュアルはありません。このように書くと難しいように思われるかもしれませんが、大切なことをちゃんと相手に伝えたいという気持ちがあれば、自ずとこのような態度がとれるものです。患者さんに合わせて柔軟に対応することは、在宅医療で最も必要とされる能力です。

## ④ 痛みを取り除いて楽にする

〈痛みがある状態では、退院しようと思わない〉

　退院してくる末期がんの患者さんの中には、病院でほとんど疼痛コントロールをしてもらっていない人もいます。痛みがあるままでは、不安から、患者さんは入院していたいと思ってしまいます。しかし、身体の痛みを取って楽にすることは、在宅医療でも病院と遜色なく行えるのです。

　私は患者さんに最期をどこでどう過ごしたいかという話をするときに「1分1秒でも長く生きるほうがいいか、それとも楽に過ごすほうがいいか」というような質問をします。「とにかく楽に過ごしたい」と希望された患者さんには、「痛みを取って必ず楽にします」と話すのですが、この言葉は「一度で絶対に痛みを取る」という覚悟を持って発しています。「痛みを取ると言っていたのに、痛いままではないか！」となると、患者さんとの信頼関係が一気に崩れるからです。ですので、初回の痛み止め（医療用麻薬）は少し強めに処方し、必ず痛みを取り除いてから、少しずつ調整するようにしています。

　これらは医師の役目ですが、薬では取り除けない体のだるさなどは、マッサージなどでも軽くすることができます。重だるいと訴えるところを軽くさするだけでもいいので、多職種でも「痛みを軽くする」ことを念頭に柔軟に対応してください。

④ 痛みを取り除いて楽にする

## ⑤ 医療を最小限にする

〈輸液量や注入量を絞ることで、患者さんは楽に過ごせるようになります〉

　第6章の食支援で解説した通りです（p.106）。ご家族としては、1秒でも長く生きていてほしいと望みます。点滴することで元気になるならもちろん行いますが、逆に本人を苦しめるとしたらどうでしょうか。ご家族の気持ちはもちろん理解できますが、本人が苦しんでいたとしたら本末転倒でしょう。「最期は楽に過ごしてもらう」という方針をご家族に納得してもらい、関わる多職専門職とも医療を最小限にする意味と方針を共有しておきましょう。


## ⑥ 食べる支援をする

〈「好きなものを口にしている」ということが家族を安心させます〉

　これも第6章で解説した（p.119）ので、ここで詳しくは述べません。点滴をしなければ、喀痰吸引の必要もありません。喀痰吸引の必要がないということは、唾液程度なら飲み込めるということです。患者さんが食べたいというものを食べられる形態にして、食べられる量だけ口からとるという支援を行いましょう。点滴をしなくても、好きなものを口にしているというだけで、患者さんもご家族も大変満足されるものです。

## ⑦ 患者さんがやりたいことを支援する

〈身体が楽になると、やりたいことが出てくる〉

　身体が楽になると、やりたいことが出てくるものです。食べたいもの、出かけたい場所などの希望が出てきたら、どうやってそれを叶えるのかを多職種で協力して考えていきます。「こんな身体状態だから、ダメです」ではなく、「こんな身体状態でも安全に行うには、どうしたらいいか」をみんなで知恵を絞って考えるのです。

　やりたいことを実行するには、理学療法士や作業療法士の知恵と技術を頼るとして、より楽しく、より安心なものにするには、他の専門職の力が必要です。また、外出などに専門職がついていく必要もありません。本人と友人・ご家族だけで可能であるならば、事前の情報収集や考えられるリスクへの対応策を本人やご家族に教えるだけでもいいのです。

　この「やりたいこと支援」と「食べる支援」は、患者さんとご家族の満足度を上げるだけでなく、関わるスタッフの"仕事のやりがい"も高める大事な取り組みです。


## ⑧ 意思決定支援では一緒に悩む過程を 大切にする

〈あれだけ一緒に悩んで決めたことだから、これで良かったんですよ〉

　入院したほうがいいのか、このまま自宅で過ごしたほうがいいのか。点滴をしたほうがいいのか、しないほうがいいのか。終末期の治療やケアの選択は患者さん本人、ご家族にとっても大いに悩むことです。一人一人にとって最善は違うからこそ、これが正解というものはないのです。

　だからこそ、大切なのは結果ではなく、過程なのです。医療従事者も介護スタッフも患者さんに関わる専門職は一緒になって悩みま

す。あとになって「これで良かったのだろうか……」とご家族が後悔したときに、「あれだけ一緒に悩んで決めたことだから、これで良かったんですよ」という言葉をかけられ、残されたご家族の気持ちを少しでも軽くしてあげられるようになりたいものです。

### 〈亡くなっても納得できるケアを目指そう〉

　質の高い看取りというのは、「見送ったご家族が、その死に納得できること」だと思っています。

　患者さんとご家族が不安なく在宅療養を始め、信頼できる医療従事者とともに最後の日々を自分らしく、やりたいことをやって穏やかに過ごす。患者さんもご家族も死に向き合えるように全力でサポートする。これらのことを実践することで、「自宅で看取って良かった」とご家族に納得してもらえることを、私は日々の診療で実感しています。

　今は病院で亡くなることが常識という日本の看取り文化ですが、質の高い看取りが当たり前になれば、自宅で最後を迎えることを選ぶ人が増えていくはずです。そのためにも質の高い看取りの普及に微力ながらも努めたいと願っています。

## （１）年齢

**<確認すること>**

- 介護保険の要支援・要介護認定を受けられるかどうか？
- 医療保険の自己負担割合を確認し、患者の経済的負担も考えたマネジメントをする。

### ①40歳未満の場合

どんな疾患・状態でも、介護保険の給付対象とはならない。

障害者総合支援法の対象となり得るかどうか検討する。

### ②40歳以上65歳未満の場合

第２号被保険者が介護保険の給付対象となる特定疾病に該当

→要支援・要介護認定申請が可能。

→要支援・要介護認定が出れば、介護保険サービスが利用できる！

第２号被保険者が介護保険の給付対象となる特定疾病等に非該当

→障害者総合支援法の対象になり得るか検討する。

※在宅医療の適応となる人はほとんどの場合、寝たきり状態か準寝たきり状態で身体に障害を有しているため、身体障害者手帳交付の対象となる。手帳が交付されると、医療費などの助成が受けられる。

### ③65歳以上の場合

要介護認定を受ければ、介護保険の給付対象となる。

**表　年齢と介護保険の適応**

| 患者の年齢 | 介護保険の対象 |
|---|---|
| 65 歳以上（第 1 号被保険者） | 自立している人以外 |
| 40 ～ 64 歳（第 2 号被保険者） | 特定疾病かつ自立している人以外 |
| 40 歳未満 | どんな疾患・状態でも対象にならない |

## （2）主病名（通院困難となった主病名）

**＜確認すること＞**

- 別表第 7、第 2 号被保険者が介護保険の給付対象となる特定疾病に該当するか？
- 医療費の公費助成となる「指定難病」に該当するか？

**●別表第 7 に該当すれば、下記特例がある**

→訪問看護が医療保険の適応になる

- 週 4 日以上の訪問診療・訪問看護が可能になる
- 最多で 3 カ所の訪問看護ステーションが訪問看護を行える（毎日訪問する必要がある場合）
- 1 日に複数回の訪問看護が可能、複数名での訪問看護が可能
- 入院中の外泊時の訪問看護が可能
- 退院日に訪問看護が可能、他

## 別表第 7
## 〈特掲診療料の施設基準等別表第 7 に掲げる疾病等〉

①末期の悪性腫瘍
②多発性硬化症
③重症筋無力症
④スモン

⑤筋萎縮性側索硬化症

⑥脊髄小脳変性症

⑦ハンチントン病

⑧進行性筋ジストロフィー症

⑨パーキンソン病関連疾患

   ａ．進行性核上性麻痺

   ｂ．大脳皮質基底核変性症

   ｃ．パーキンソン病（ヤール分類Ⅲ以上かつ生活機能障害度がⅡ
      またはⅢ）

⑩多系統萎縮症

   ａ．線条体黒質変性症

   ｂ．オリーブ橋小脳萎縮症

   ｃ．シャイ・ドレーガー症候群

⑪プリオン病

⑫亜急性硬化性全脳炎

⑬ライソゾーム病

⑭副腎白質ジストロフィー

⑮脊髄性筋萎縮症

⑯球脊髄性筋萎縮症

⑰慢性炎症性脱髄性多発神経炎

⑱後天性免疫不全症候群

⑲頸髄損傷

⑳人工呼吸器を使用している状態

●第2号被保険者が介護保険の給付対象となる特定疾病

介護保険の第2号被保険者（40歳以上65歳未満）の人も、要介護
状態になった原因が「第2号被保険者が介護保険の給付対象となる
特定疾病」に該当すれば、介護認定を受けられ、サービスも利用で
きる。

**〈第2号被保険者が介護保険の給付対象となる特定疾病〉**

① 末期がん

② 関節リウマチ

③ 筋萎縮性側索硬化症

④ 後縦靱帯骨化症

⑤ 骨折を伴う骨粗鬆症

⑥ 初老期における認知症

⑦ パーキンソン病、進行性核上性麻痺、大脳皮質基底核変性症

⑧ 脊髄小脳変性症

⑨ 脊柱管狭窄症

⑩ 早老症

⑪ 多系統萎縮症 （線条体黒質変性症、シャイ・ドレーガー症候群
　 オリーブ橋小脳萎縮症）

⑫ 糖尿病性神経障害、糖尿病性腎症、糖尿病性網膜症

⑬ 脳血管疾患

⑭ 閉塞性動脈硬化症

⑮ 慢性閉塞性肺疾患（肺気腫・慢性気管支炎・気管支喘息・びまん
　 性汎細気管支炎を含む）

⑯ 両側の膝関節または股関節に著しい変形を伴う変形性関節症


## ▶ （3）ADL（日常生活動作）

**<確認すること>**

● 在宅医療の適応があるか？

● 身体障害者手帳・重度心身障害者医療の対象となるか？

● 重複する高度障害があれば、特別障害者手当てが支給される。


通院困難な状態　→　在宅医療の対象

寝たきり状態　→　身体障害者手帳・重度心身障害者医療の対象な
ら申請し、患者の経済的負担を軽減する。

## ▶ （4）医療処置

**<確認すること>**

- 特掲診療料の施設基準等別表第8に掲げる状態等に該当するか？

● 別表第8に該当すれば、下記の特例がある

→ 〈訪問看護〉（＊は、医療保険の訪問看護の場合）
- 週4日以上の訪問看護が可能になる＊
- 最多で3カ所の訪問看護ステーションが訪問看護を行える（毎日訪問する必要がある場合）＊
- 1日に複数回の訪問看護が可能、複数名での訪問看護が可能＊
- 入院中の外泊時の訪問看護が可能＊
- 長時間の訪問看護が可能
- 特別管理加算の算定ができる、他

→ 〈訪問診療〉
- 退院時共同指導料1に特別管理指導加算が算定できる

## ▶ 別表第8 〈特掲診療料の施設基準等別表第8に掲げる状態等〉

別表第8に掲げる状態等は、各種指導管理料＋5と覚える！

**〈各種指導管理料〉**
- 在宅悪性腫瘍患者指導管理
- 在宅気管切開患者指導管理
- 在宅自己腹膜灌流指導管理
- 在宅血液透析指導管理

- 在宅酸素療法指導管理
- 在宅中心静脈栄養法指導管理
- 在宅成分栄養経管栄養法指導管理
- 在宅自己導尿指導管理
- 在宅人工呼吸指導管理
- 在宅持続陽圧呼吸療法指導管理
- 在宅自己疼痛管理指導管理
- 在宅肺高血圧症患者指導管理

〈＋5〉

①気管カニューレ

②ストーマ（人工肛門）または人工膀胱

③真皮を超える褥瘡

④留置カテーテル（胃ろう・経管栄養チューブ含）

⑤週3日以上の点滴

## （5）居住場所

　患者が住んでいる場所で、受けられる条件が異なります。

　訪問看護の場合は患者が利用する保険が、介護保険か医療保険かによっても異なります。

| | 訪問診療 | 介護保険の訪問看護 | 医療保険の訪問看護 |
|---|---|---|---|
| 自宅、サ高住（特定施設以外） | ○ | 要介護認定者 | ・別表第7に該当<br>・特別訪問看護指示期間<br>・要介護認定を受けていない |
| グループホーム特定施設 | ○ | × | ・別表第7に該当<br>・特別訪問看護指示期間 |
| 特別養護老人ホーム | ・末期の悪性腫瘍、または死亡日からさかのぼって30日以内 | × | 末期の悪性腫瘍の場合 |
| 看護小規模多機能型居宅介護＆小規模多機能型居宅介護の宿泊時 | ・サービス利用前30日以内に患家で訪問診療等を算定している場合、サービス利用開始後30日以内利用可<br>・保険医療機関の退院日からサービスを利用開始した患者については、サービス利用開始前の在宅患者訪問診療料の算定にかかわらず、退院日を除き算定できる | × | ・別表第7に該当 *<br>・特別訪問看護指示期間 *<br>（＊は、サービス利用前30日以内に患家で訪問看護等を算定している場合、サービス利用開始後30日以内利用可）<br>・末期の悪性腫瘍患者は、サービス利用前30日以内に訪問看護を算定している場合 |
| 短期入所生活介護 | ・末期の悪性腫瘍患者は、サービス利用前30日以内に訪問診療を算定している場合 | × | ・末期の悪性腫瘍患者は、サービス利用前30日以内に訪問看護を算定している場合（特養併設型の場合のみ） |

付録

# 索引 —INDEX—

【著者・執筆協力者プロフィール】

**永井康徳**（ながいやすのり）
医療法人ゆうの森 理事長 たんぽぽクリニック

〈略歴〉
　2000 年に愛媛県松山市で在宅医療専門クリニックを開業。職員 4 人、患者 0 人からスタートする。「理念」、「システム」、「人財」において、高いレベルを維持することで在宅医療の「質を高めること」を目指してきた。現在は職員数約 100 人となり、多職種で協働して在宅医療を主体に有床診療所、外来診療も行う。2012 年には市町村合併の余波で廃止となった人口約 1,200 人の町の公立診療所を民間移譲される。このへき地医療の取り組みで 2016 年に第 1 回日本サービス大賞地方創生大臣賞を受賞。「全国在宅医療テスト」や「今すぐ役立つ在宅医療未来道場（通称いまみら）」、松山市内の専門職向け研修会等を定期的に開催し、在宅医療の普及にも積極的に取り組んでいる。

〈主な経歴〉
・2016 年厚生労働省「新たな医療の在り方を踏まえた医師・看護師などの働き方ビジョン検討会」構成員
・2017 年厚生労働省「医療従事者の需給に関する検討会医師需給分科会」構成員
・2019 年厚生労働省「厚生労働省医師の働き方改革を進めるためのタスク・シフト／シェアの推進に関する検討会」構成員


**永吉裕子**（ながよしゆうこ）
　元・医療法人ゆうの森企画広報室室長。鍼灸師、あん摩・マッサージ・指圧師、介護支援専門員。京都女子大学短期大学部、1984 年度卒、鹿児島鍼灸専門学校、2005 年度卒。30 代のライター稼業時代に父母をガンで亡くしたことをきっかけに鍼灸マッサージ師を目指す。資格取得後、医療法人ゆうの森入職。はりきゅうマッサージ治療院クローバ院長を経て、企画広報室室長に。現在は大阪府在住。一般の人向けに在宅医療の情報をブログで発信中〈Lifewell えーきちブログ〉介護離職しないための在宅医療の基礎知識 知って安心！在宅医療のこと　(https://www.lifewell.site)

## 在宅医療　たんぽぽ先生の　実践！多職種連携

2020年6月15日　　第1版第1刷 ©
2024年3月10日　　第1版第3刷

著者······················ 永井康徳
企画・執筆協力··· 永吉裕子
発行者 ··············· 宇山閑文
発行所 ··············· 株式会社金芳堂
　　　　　　　　　〒606-8425 京都市左京区鹿ケ谷西寺ノ前町34 番地
　　　　　　　　　振替　01030-1-15605
　　　　　　　　　電話　075-751-1111（代）
　　　　　　　　　https://www.kinpodo-pub.co.jp/
漫画······················ こしのりょう・作画協力　矢野道子
組版・装丁 ········ naji design
印刷・製本 ········ モリモト印刷株式会社

落丁・乱丁本は直接小社へお送りください．お取替え致します．

Printed in Japan
ISBN978-4-7653-1831-0